# 咳嗽证治汇要

闵存云　王昌俊　主编

SPM 南方传媒
广东科技出版社
全国优秀出版社
·广州·

**图书在版编目（CIP）数据**

咳嗽证治汇要 / 闵存云，王昌俊主编. —广州：广东科技出版社，2024.7

ISBN 978-7-5359-8260-5

Ⅰ. ①咳…　Ⅱ. ①闵…　②王…　Ⅲ. ①咳嗽—中医治疗法　Ⅳ. ①R256.11

中国国家版本馆CIP数据核字（2024）第014127号

**咳嗽证治汇要**

Kesou Zhengzhi Huiyao

出 版 人：严奉强
责任编辑：马霄行　李　芹
装帧设计：友间文化
责任校对：李云柯　廖婷婷
责任印制：彭海波
出版发行：广东科技出版社
（广州市环市东路水荫路11号　邮政编码：510075）
销售热线：020-37607413
https: //www.gdstp.com.cn
E-mail: gdkjbw@nfcb.com.cn
经　　销：广东新华发行集团股份有限公司
印　　刷：广州一龙印刷有限公司
（广州市增城区荔新九路43号1幢自编101房　邮政编码: 511340）
规　　格：889 mm × 1 194 mm　1/32　印张8.375　字数200千
版　　次：2024年7月第1版
2024年7月第1次印刷
定　　价：36.00元

# 本书编委会

主　编：闵存云　王昌俊

副主编：丘伟中　李　慧　付婷婷

编　委：魏国健　于云红　黄旭晖　赵瑞红　肖长裕

卜俊敏　杜　玉　谭　为　余榕健　陈宇清

洪金妮　王婷婷　李秋平　于　淼　林燕珊

# 内容简介

早在先秦至西汉时期，《黄帝内经》中就对咳嗽的病因病机进行了论述。随着人类对疾病认识的不断深入，历代医家对引起咳嗽的原因和病理变化的探索也在不断深入。本书系统总结了自《黄帝内经》开始，历代主要医家对咳嗽的认识，提出了咳嗽的临床辨治要点，并且对不同原因引起的咳嗽的辨证论治进行了系统的论述，希望本书能对临床医生治疗咳嗽有所助益。

# 目录

## 第一章 咳嗽概要

# 第一章

# 咳嗽概要

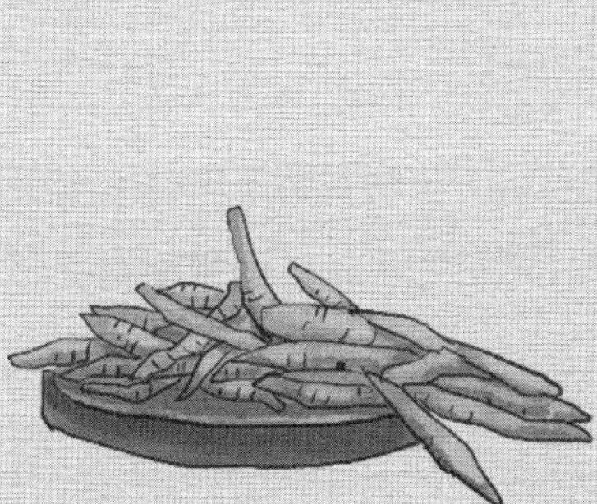

# 第一节　古代文献中对咳嗽的论述

## 一、《黄帝内经》初论咳嗽证治源流

### （一）明确咳嗽的脏腑辨证及基本治疗原则

《素问·咳论》中明确了咳嗽的脏腑辨证，即五脏六腑皆可引发咳嗽且症状有异："肺之令人咳，何也？岐伯对曰：五脏六腑皆令人咳，非独肺也。帝曰：愿闻其状。岐伯曰：皮毛者，肺之合也。皮毛先受邪气，邪气以从其合也。其寒饮食入胃，从肺脉上至于肺则肺寒，肺寒则外内合邪，因而客之，则为肺咳。五脏各以其时受病，非其时，各传以与之。人与天地相参，故五脏各以治时感于寒则受病。微则为咳，甚者为泄为痛。乘秋则肺先受邪，乘春则肝先受之，乘夏则心先受之，乘至阴则脾先受之，乘冬则肾先受之。……肺咳之状，咳而喘息有音，甚则唾血。心咳之状，咳则心痛，喉中介介如梗状，甚则咽肿喉痹。肝咳之状，咳则两胁下痛，甚则不可以转，转则两胠下满。脾咳之状，咳则右胁下痛，阴阴引肩背，甚则不可以动，动则咳剧。肾咳之状，咳则腰背相引而痛，甚则咳涎。帝曰：六腑之咳奈何？安所受病？岐伯曰：五脏之久咳，乃移于六腑。脾咳不已，则胃受之。胃咳之状，咳而呕，呕甚则长虫出。肝咳不已，则胆受之。胆咳之状，咳呕胆汁。肺咳不已，则大肠受之。大肠咳状，咳而遗矢。心咳不已，则小肠受之。小肠咳状，咳而失气，气与咳俱失。肾咳不已，则膀胱受之。膀胱咳状，咳而遗溺。久咳不已，则三焦受之。三焦咳状，咳而腹满，不欲食饮。此皆聚于胃，关于肺，使人多涕唾而面浮肿气逆也。”

同时，《素问·咳论》还提出了咳在脏腑及咳者有浮肿表现时的治则，即“治脏者治其俞，治腑者治其合，浮肿者治其经”。

### （二）提出咳嗽的常见病因病机

《黄帝内经》中提出了咳嗽的常见病因病机，如“秋伤于湿，上逆而咳”（《素问·生气通天论》），“秋伤于湿，冬生咳嗽”（《素问·阴阳应象大论》），“少阴……所谓呕咳上气喘者，阴气在下，阳气在上，诸阳气浮，无所依从，故呕咳上气喘也”（《素问·脉解》），“一阳发病，少气善咳善泄”（《素问·阴阳别论》），“咳嗽上气，厥在胸中，过在手阳明、太阴”（《素问·五脏生成》），“秋脉……不及则令人喘，呼吸少气而咳，上气见血，下闻病音”（《素问·玉机真脏论》），“刺中肺，三日死，其动为咳”（《素问·刺禁论》），“劳风法在肺下”（《素问·评热病论》），“邪客于足少阳之络，令人胁痛不得息，咳而汗出”（《素问·缪刺论》），“邪在肺则病皮肤痛，寒热，上气喘，汗出，咳动肩背”（《素问·五邪》），“咳嗽烦冤者，是肾气之逆也。……喘咳者，是水气并阳明也”（《素问·示从容论》），等等。

### （三）明确指出岁气与咳嗽相关

《黄帝内经》中明确指出岁气与咳嗽相关，主要内容散载于《素问》的不同篇章中。

《素问·气交变大论》中言岁火太过、岁金太过、岁水太过、岁木不及等年皆有咳证，即“岁火太过，炎暑流行，肺金受邪……咳喘息鸣”“岁金太过，燥气流行，肝木受邪……咳逆甚而血溢”“岁水太过，寒气流行，邪害心火……喘咳，寝汗出”“岁木不及，燥乃大行，生气失应……咳而鼽”。

《素问·五常政大论》中言凡审平之纪、从革之纪、坚成之纪、少阳司天等年俱有咳证，即“审平之纪，收而不争，杀而无犯，五化宣明。其气洁，其性刚，其用散落，其化坚敛，其类金，其政劲肃，其候清切，其令燥，其脏肺，肺其畏热，其主鼻，其谷稻，其果桃，其实壳，其应秋，其虫介，其畜鸡，其色白，其养皮毛，其病咳”“从革之纪，是谓折收。收气乃后，生气乃扬，长化合德，火政乃宣，庶类以蕃。其气扬，其用躁切，其动铿禁瞀厥，其发咳喘，其脏肺”“坚成之纪，是谓收引。天气洁，地气明，阳气随阴治化，燥行其政，物以司成，收气繁布，化洽不终。其化成，其气削，其政肃，其令锐切，其动暴折疡疰，其德雾露萧瑟，其变肃杀凋零，其谷稻黍，其畜鸡马，其果桃杏，其色白青丹，其味辛酸苦，其象秋，其经手太阴阳明，其脏肺肝，其虫介羽，其物壳络，其病喘喝，胸凭仰息。上徵与正商同。其生齐，其病咳”“少阳司天，火气下临，肺气上从，白起金用，草木眚，火见燔焫，革金且耗，大暑以行，咳嚏鼽衄鼻窒，口疡，寒热胕肿。风行于地，尘沙飞扬，心痛胃脘痛，厥逆鬲不通，其主暴速”。

《素问·至真要大论》中言少阴司天、太阴司天、少阳司天、阳明司天、阳明之胜、少阴之复、太阴之复、少阳之复、阳明之复、厥阴司天客胜、少阳司天主胜、太阳司天客胜等年俱有咳证，即“少阴司天，热淫所胜，怫热至，火行其政。民病胸中烦热……寒热咳喘”“太阴司天，湿淫所胜，则沉阴且布，雨变枯槁，胕肿骨痛……咳唾则有血”“少阳司天，火淫所胜，则温气流行，金政不平。民病头痛，发热……咳唾血”“阳明司天，燥淫所胜，则木乃晚荣，草乃晚生，筋骨内变。民病左胠胁痛……咳、腹中鸣”“阳明之胜，清发于中，左胠胁痛，溏泄，内为嗌塞，外发㿗疝。大凉肃杀，华英改容，毛虫乃殃。胸中不便，嗌塞而咳”“少阴之复，燠热内作，烦躁鼽嚏，少腹绞痛，火见燔焫……咳，皮肤痛”“太阴之复，湿变乃举，体重中满，食饮不化，阴气上厥，胸中不便，饮发于中，咳喘有声”“少阳之复，大热将至，枯燥燔爇，介虫乃耗。惊瘛咳衄，心热烦躁，便数憎风，厥气上行，面如浮埃”“阳明之复，清气大举，森木苍干，毛虫乃厉，病生胠胁，气归于左，善太息，甚则心痛，痞满腹胀而泄，呕苦咳哕烦心”“厥阴司天，客胜则耳鸣掉眩，甚则咳”“少阳司天，客胜则丹胗外发，及为丹熛、疮疡、呕逆、喉痹、头痛、嗌肿、耳聋、血溢，内为瘛疭。主胜则胸满、咳、仰息”“太阳司天，客胜则胸中不利，出清涕，感寒则咳”。

## 二、《诸病源候论》论述咳嗽的病因、病机与辨证

### （一）专立“咳嗽候”，提出咳嗽的病因病机及临床表现

《诸病源候论》在《黄帝内经》的基础上，专立了“咳嗽候”，明确提出了咳嗽产生的原因和临床表现。

最容易导致咳嗽的情况是感受寒邪，即“咳嗽者，肺感于寒，微者则成咳嗽也。肺主气，合于皮毛。邪之初伤，先客皮毛，故肺先受之”。又因“五脏与六腑为表里，皆禀气于肺。以四时更王，五脏六腑皆有咳嗽，各以其时感于寒而受病，故以咳嗽形证不同”。

五脏之咳的临床表现各不同。如肺咳，即“五脏之咳者，乘秋则肺先受之，肺咳之状，咳而喘息有音声，甚则唾血”。心咳，即“乘夏则心先受之，心咳之状，咳则心痛，喉中介介如梗，甚则咽肿喉痹”。肝咳，即“乘春则肝先受之，肝咳之状，咳则两胁下痛，甚则不可以转侧，两胠下满”。脾咳，即“乘季夏则脾先受之，脾咳之状，咳则右胁下痛，喑喑引于膊背，甚则不可动，动则咳剧”。肾咳，即“乘冬则肾先受之，肾咳之状，咳则腰背相引而痛，甚则咳逆”。

又因脏与腑相表里，“五脏咳久不已，传与六腑”，文中详细描述了六腑之咳状，即“脾咳不已，则胃受之。胃咳之状，咳而呕，呕甚则长虫出。肝咳不已，则胆受之。胆咳之

状，咳呕胆汁。肺咳不已，则大肠受之。大肠咳之状，咳而遗屎。心咳不已，则小肠受之。小肠咳之状，咳而失气，气与咳俱失。肾咳不已，则膀胱受之。膀胱咳之状，咳而遗尿。久咳不已，则三焦受之。三焦咳之状，咳而腹满，不欲食饮。此皆聚于胃，关于肺，使人多涕唾而面浮肿，气逆也”。

### （二）提出“十种咳”及其表现

《诸病源候论》提出了风咳、寒咳、支咳、肝咳、心咳、脾咳、肺咳、肾咳、胆咳及厥阴咳“十种咳”，并描述了不同咳的表现，即“一曰风咳，欲语因咳，言不得竟是也。二曰寒咳，饮冷食，寒入注胃，从肺脉上气，内外合，因之而咳是也。三曰支咳，心下硬满，咳则引痛，其脉反迟是也。四曰肝咳，咳而引胁下痛是也。五曰心咳，咳而唾血，引手少阴是也。六曰脾咳，咳而涎出，续续不止，引少腹是也。七曰肺咳，咳而引颈项，而唾涎沫是也。八曰肾咳，咳则耳聋无所闻，引腰并脐中是也。九曰胆咳，咳而引头痛口苦是也。十曰厥阴咳，咳而引舌本是也”。

### （三）明确各种咳嗽的脉症变化

对于各种咳嗽的脉症变化，《诸病源候论》作了较明确的论述，即“诊其右手寸口，名气口以前脉，手阳明经也。其脉浮则为阳，阳实者，病腹满，善喘咳。微大为肝痹，咳引小腹也。咳嗽脉浮大者生，小沉伏匿者死。又云：脉浮直者生，沉硬者死。咳且呕，腹胀且泄，其脉弦急欲绝者死。咳，脱形发热，脉小坚急者死。咳且羸瘦，脉形坚大者死。咳而尿血，羸瘦脉大者死”。

### （四）提出四种特殊的咳嗽病变

《诸病源候论》中提出的四种特殊的咳嗽病变包括“久咳嗽候”“咳嗽短气候”“咳嗽上气候”“久咳嗽上气候”。

“久咳嗽候”的病机及表现为“肺感于寒，微者即成咳嗽，久咳嗽，是连滞岁月，经久不瘥者也。凡五脏俱有咳嗽，不已，则各传其腑。诸久嗽不已，三焦受之，其状，咳而腹满，不欲食饮。寒气聚于胃而关于肺，使人多涕唾而变面浮肿，气逆故也”。

“咳嗽短气候”的病机及表现为“肺主气，候皮毛。气虚为微寒客皮毛，入伤于肺，则不足，成咳嗽。夫气得温则宣和，得寒则痞涩，虚则气不足，而为寒所迫，并聚上肺间，不得宣发，故令咳而短气也”。

“咳嗽上气候”的病机为“夫咳嗽上气者，肺气有余也。肺感于寒，微者则成咳嗽。肺主气，气有余则喘咳上气。此为邪搏于气，气壅不得宣发，是为有余，故咳嗽而上气也”，其表现为“其状，喘咳上气，多涕唾，而面目肿，气逆也”。

“久咳嗽上气候”的病机为“久咳嗽上气者，是肺气虚极，气邪停滞，故其病积月累年”，其表现为“久不瘥，则胸背痛，面肿，甚则唾脓血”。

## 三、《伤寒杂病论》认为痰饮为咳嗽之源

### （一）提出“痰饮内停”的病机、治法及方药

张仲景将咳嗽的基本病机概括为痰饮内停，并创制了一

些行之有效的治疗方法和处方。如用小青龙汤治疗者，“伤寒表不解，心下有水气，干呕，发热而咳，或渴，或利，或噎，或小便不利，少腹满，或喘者，小青龙汤主之”“咳逆倚息不得卧，小青龙汤主之”；还有运用小柴胡汤加减治疗者，如“伤寒五六日，中风，往来寒热，胸胁苦满，默默不欲饮食，心烦喜呕，或胸中烦而不呕，或渴，或腹中痛，或胁下痞硬，或心下悸，小便不利，或不渴，身有微热，或咳者，小柴胡汤主之。……若咳者，去人参、大枣、生姜，加五味子半升，干姜二两”。

### （二）提出“痰饮内停”的不同临床表现

张仲景明确了水饮内停的不同表现。如痰饮，即“其人素盛今瘦，水走肠间，沥沥有声，谓之痰饮”；悬饮，即“饮后水流在胁下，咳唾引痛，谓之悬饮”；溢饮，即“饮水流行，归于四肢，当汗出而不汗出，身体疼重，谓之溢饮”；支饮，即“咳逆倚息，短气不得卧，其形如肿，谓之支饮”。

### （三）提出“痰饮内停”的基本治则及常用方剂

张仲景指出了水饮的基本治疗原则，即“病痰饮者，当以温药和之”。此外，还提出了治疗水饮的常用方剂，如苓桂术甘汤、甘遂半夏汤、十枣汤等。《金匮要略·痰饮咳嗽病脉证并治》中言：“心下有痰饮，胸胁支满，目眩，苓桂术甘汤主之。……夫短气有微饮，当从小便去之，苓桂术甘汤主之，肾气丸亦主之。”“病者脉伏，其人欲自利，利反快，虽利，心下续坚满，此为留饮欲去故也，甘遂半夏汤主之。”“咳家其脉弦，为有水，十枣汤主之。”“咳逆倚息不得卧，小青龙汤主之。青龙汤下已，多唾口燥，寸脉沉，尺脉微，手足厥逆，气从小腹上冲胸咽，手足痹，其面翕热如醉状，因复下流阴股，小便难，时复冒者，与茯苓桂枝五味甘草汤治其冲气。”“冲气即低，而反更咳胸满者，用桂苓五味甘草汤，去桂加干姜、细辛，以治其咳满。”“咳满即止，而更复渴，冲气复发者，以细辛、干姜为热药也，服之当遂渴，而渴反止者，为支饮也。支饮者，法当冒，冒者必呕。呕者，复内半夏以去其水。”“水去呕止，其人形肿者，加杏仁主之。其证应内麻黄，以其人遂痹，故不内之。若逆而内之者必厥。所以然者，以其人血虚，麻黄发其阳故也。”“若面热如醉，此为胃热上冲熏其面，加大黄以利之。”《金匮要略·肺痿肺痈咳嗽上气病脉证并治》中言：“咳而上气，喉中水鸡声，射干麻黄汤主之。”“咳而脉浮者，厚朴麻黄汤主之。……脉沉者，泽漆汤主之。”“大逆上气，咽喉不利，止逆下气者，麦门冬汤主之。”

## 四、《三因极一病证方论》分析咳嗽的常见病因

### （一）提出咳嗽的“三因”，即外因、内因、不内外因

陈无择在《三因极一病证方论》中明确提出了咳嗽的三种主要病因：外因、内因、不内外因，即“人之所以滋养其身者，唯气与血。呼吸定息，卫气之常，失常则为咳嗽；津液流润，荣血之常，失常则为痰涎。咳嗽吐痰，气血已乱矣。顾世治嗽之药极多，而卒不能遍效者，盖其致病之因不一。世谓

五嗽，且以五脏而言之，要之内因七情，外合六淫，饮食起居，房劳叫呼，皆能单复倚互而为病”。外感六淫可致咳，如“《经》云：五脏六腑，感寒热风湿，皆令人咳。又微寒微咳，厉风所吹，声嘶发咳；热在上焦，咳为肺痿；秋伤湿，冬咳嗽，皆外所因”。内因七情可致咳，如“喜则气散，怒则气激，忧则气聚，思则气结，悲则气紧，恐则气怯，惊则气乱，皆能发咳，即内所因”。不内外因可致咳，即“其如饮食生冷，房劳作役，致嗽尤多，皆不内外因”。

### （二）提出咳嗽的治疗方法

陈无择在《三因极一病证方论》中明确指出，咳嗽的病因不同，其治疗方法也就不能一概而论，即“其可一法而治之？治之，当推其三因，随脉证治疗，散之，下之，温之，吐之，以平为期”。

### （三）提出各种咳嗽的主要临床表现及脉象

外感咳嗽以感受风、寒、湿、热为主。当外感风邪为主时，主要表现为“伤风咳者，憎寒壮热，自汗恶风，口干烦躁”；当外感寒邪为主时，主要表现为“伤寒咳者，憎寒发热，无汗恶寒，烦躁不渴”；当外感暑热为主时，主要表现为“伤暑咳者，烦热引饮，口燥，或吐涎沫，声嘶咯血”；当外感湿邪为主时，主要表现为“伤湿咳者，骨节烦疼，四肢重着，洒洒淅淅”。外感邪气不同，其脉象亦有所差异，即“诊其脉，浮为风，紧为寒，数为热，细为湿。随其部位，与人迎相应；推其脏腑，则见病源也”。

内伤咳嗽则以脏腑病变为主，且与脏腑表里的关系密切。心与小肠相表里，即“喜伤心者，咳而喉中介介如肿状，甚则咽肿喉痹，名为心咳；不已，则小肠受之，小肠咳状，与气俱失”。肝与胆相表里，即“怒伤肝者，咳而两胁下痛，甚则不可以转，转则两胠下满，名为肝咳；不已，则胆受之，胆咳之状，咳呕胆汁”。脾与胃相表里，即“思伤脾者，咳而右胁下痛，阴阴引肩背，甚则不可以动，名为脾咳；不已，则胃受之，胃咳之状，咳而呕，呕则长虫出”。肺与大肠相表里，即“忧伤肺者，咳而喘息有声，甚则唾血，名为肺咳；不已，则大肠受之，大肠咳状，咳而遗矢”。肾与膀胱相表里，即“恐伤肾者，咳而腰背相引痛，甚则咳涎，名为肾咳；不已，则膀胱受之，膀胱咳状，咳而遗溺。久咳不已，则三焦受之。三焦咳状，咳而腹满不欲食。此等皆聚于胃，关于肺”。内伤咳嗽病因不同，脉象亦有所差异，即“诊其脉，随其部位，与气口相应，浮紧则虚寒，沉数则实热，弦涩则少血，洪滑则多痰。以此类推，无施不可”。

## 五、《丹溪心法》提出咳嗽的时辰辨证论治规律

### （一）提出咳嗽因季节、时辰的不同而有病因、治疗方法的不同

朱丹溪认为咳嗽有风寒、痰饮、火、劳、肺胀等不同病因，季节不同，用药亦有不同。如“春作是春升之气，用清凉药，二陈加薄、荆之类；夏是火气炎上，最重，用芩、连；秋是湿热伤肺；冬是风寒外来，以药发散之后，用半夏逐痰，必不再来。风寒，行痰开腠理，用二陈汤加麻黄、桔梗、杏

仁，逐风饮，降痰，随证加药。火，主清金化痰降火。劳嗽，宜四物汤加竹沥、姜汁，补阴为主。干咳嗽难治，此系火郁之证，乃痰郁其火邪，在中用苦梗开之，下用补阴降火之剂，四物加炒柏、竹沥之类，不已则成劳。此不得志者有之，倒仓法好。肺虚嗽甚，此好色肾虚者有之，用参膏，以陈皮、生姜佐之。大概有痰加痰药”。

除了不同季节的咳嗽用药不同外，一日之内不同时辰的咳嗽在治疗上亦有差异，即“上半日多嗽者，此属胃中有火，用贝母、石膏降胃火；午后嗽多者，属阴虚，必用四物汤加炒柏、知母降火；黄昏嗽者，是火气浮于肺，不宜用凉药，宜五味子、五倍子敛而降之；五更嗽多者，此胃中有食积，至此时，火气流入肺，以知母、地骨皮降肺火。肺胀而嗽，或左或右，不得眠，此痰挟瘀血碍气而病，宜养血以流动乎气，降火疏肝以清痰，四物汤加桃仁、诃子、青皮、竹沥、姜汁之类。嗽而胁下痛，宜疏肝气，以青皮挟痰药，实者白芥子之类。在后，以二陈汤加南星、香附、青黛、青皮、姜汁。血碍气作嗽者，桃仁去皮、尖，大黄酒炒，姜汁丸服。治嗽多用生姜，以其辛散故也。痰因火动逆上作嗽者，先治火，次治痰，以知母止嗽清肺，滋阴降火。夜嗽，用降阴分药。治嗽多用粟壳，不必疑，但要先去病根，此乃收后药也。治痢亦同。劳嗽即火郁嗽，用诃子能治肺气，因火伤极，遂成郁遏胀满，不得眠，一边取其味酸苦，有收敛降火之功，佐以海石、童便浸香附、瓜蒌、青黛、杏仁、半夏曲之类，姜蜜调，噙化，必以补阴为主”。

此外，朱丹溪在提出用药物治疗咳嗽的同时，也提出了其他外治法，即“治嗽灸天突穴、肺俞穴，大泻肺气。肺俞穴在三椎骨下两傍各一寸五分”。

### （二）提出特殊咳嗽的治则与禁忌

朱丹溪还针对一些特殊咳嗽，如阴分嗽、痰积嗽、酒嗽等的治疗及禁忌作了说明，如“阴分嗽者，多属阴虚治之。有嗽而肺胀壅遏不得眠者，难治。肺痿，专主养肺气，养血清金。嗽而肺气有余者，宜泻之，桑白皮为主，半夏、茯苓佐之，泻其有余，补其不足。肺燥者当润之，属热者，桔梗、大力、知母、鸡清。声哑者属寒，宜细辛、半夏、生姜，辛以散之。肺虚者，人参膏、阿胶为主。阴不足者，六味地黄丸为要药，或知母茯苓汤为妙。阴虚气喘，四物汤加陈皮、甘草些少以降其气，补其阴，白芍药须用酒浸晒干”。

又如“湿痰带风喘嗽者，不可一味苦寒折之，如千缗汤、坠痰丸，更以皂角、萝卜子、杏仁、百药煎，姜汁丸噙化。湿痰带风，以千缗汤、坠痰丸固捷。痰积嗽，非青黛、瓜蒌不除。有食积之人，面青白黄色不常，面上有如蟹爪路，一黄一白者是。咳逆嗽，非蛤粉、青黛、瓜蒌、贝母不除。口燥咽干有痰者，不用半夏、南星，用瓜蒌、贝母；饮水者不用瓜蒌，恐泥膈不松快。知母止嗽清肺，滋阴降火。杏仁泻肺气，气虚久嗽者，一二服劫止。治酒嗽，青黛、瓜蒌、姜蜜丸，噙，救肺。食积痰作嗽发热者，半夏、南星为君，瓜蒌、萝卜子为臣，青黛、石碱为使。戴云：风寒者，鼻塞声重恶寒者是也；火者，有声痰少面赤者是也；劳者，盗汗出；兼痃者，多作寒热；肺胀者，动则喘满，气急息重。痰者，嗽动便有痰声，痰出嗽止。五者大概耳。亦当明其是否也”。

## 六、《景岳全书》首将咳嗽分为外感与内伤

### （一）提出外感咳嗽与内伤咳嗽的辨证

张景岳在总结前人咳嗽诊治经验的基础上，首次提出咳嗽的辨证治疗要分外感和内伤，即“以余观之，则咳嗽之要，止唯二证。何为二证，一曰外感，一曰内伤，而尽之矣”，并且明确了二者的病因、病机及治疗方法，即“夫外感之咳，必由皮毛而入，盖皮毛为肺之合，而凡外邪袭之，则必先入于肺，久而不愈，则必自肺而传于五脏也。内伤之嗽，必起于阴分，盖肺属燥金，为水之母，阴损于下，则阳孤于上，水涸金枯，肺苦于燥，肺燥则痒，痒则咳不能已也。总之，咳证虽多，无非肺病，而肺之为病，亦无非此二者而已，但于二者之中，当辨阴阳，当分虚实耳”。

针对不同的病因，治则也有相应的区别，即“盖外感之咳，阳邪也，阳邪自外而入，故治宜辛温，邪得温而自散也。内伤之咳，阴病也，阴气受伤于内，故治宜甘平养阴，阴气复而嗽自愈也。然外感之邪多有余，若实中有虚，则宜兼补以散之。内伤之病多不足，若虚中挟实，亦当兼清以润之。大都咳嗽之因，无出于此”，如此对外感咳嗽、内伤咳嗽的治法作了较为详细的阐述。

### （二）提出外感咳嗽和内伤咳嗽的病位、表现、治则

张景岳认为外感咳嗽病位主要在肺，而内伤咳嗽病位

虽与肺相关，但主要病位在他脏，即“盖外感之咳，其来在肺，故必由肺以及脏，此肺为本而脏为标也。内伤之咳，先因伤脏，故必由脏以及肺，此脏为本而肺为标也”。

咳嗽既有外感、内伤的不同，则治法亦有不同，即“凡治内伤者，使不知治脏而单治肺，则真阴何由以复，阴不复则咳终不愈。治外感者，使不知治阳而妄治阴，则邪气何由以解，邪不解则嗽终不宁”。

### （三）提出外感咳嗽与内伤咳嗽的不同

外感之嗽，“必因偶受风寒，故或为寒热，或为气急，或为鼻塞声重，头痛吐痰，邪轻者，脉亦和缓，邪甚者，脉或弦洪微数。但其素无积劳虚损等证而陡病咳嗽者，即外感证也”。外感之嗽多寒，即“外感之嗽，无论四时，必皆因于寒邪，盖寒随时气入客肺中，所以致嗽。但治以辛温，其邪自散，唯六安煎加生姜为最妙”。

内伤之嗽，则“其病来有渐，或因酒色，或因劳伤，必先有微嗽而日渐以甚”，其临床表现是“或为夜热潮热，或为形容瘦减，或两颧常赤，或气短喉干。其脉，轻者亦必微数，重者必细数弦紧”。

总之，“盖外感之嗽其来暴，内伤之嗽其来徐；外感之嗽因于寒邪，内伤之嗽因于阴虚；外感之嗽可温可散，其治易，内伤之嗽宜补宜和，其治难，此固其辨也”。

### （四）提出外感咳嗽治疗上的注意事项

#### 1. 方以六安煎为主，兼顾体质

张景岳认为，凡属外感咳嗽，可均以六安煎加减治疗，

“若肺脘燥涩，痰气不利，或年老血衰，咳嗽费力者，于本方加当归二三钱。若寒气太盛，或中寒肺气不温，邪不能解者，于此方加北细辛七八分或一钱。若冬月寒盛气闭，邪不易散者，即麻黄、桂枝俱可加用，或用小青龙汤。若伤风见寒，或伤寒见风，而往来寒热、咳嗽不止者，宜柴陈煎主之。若寒邪不甚，痰气不多者，但以二陈汤加减主之，则无有不愈”。

外感咳嗽的治疗还与个人体质相关，即“外感之嗽，凡属阴虚少血，或脾肺虚寒之辈，则最易感邪。但察其脉体稍弱，胸膈无滞，或肾气不足，水泛为痰，或心嘈呕恶，饥不欲食，或年及中衰，血气渐弱，而咳嗽不能愈者，悉宜金水六君煎加减主之，足称神剂。若兼阳分气虚，而脉微神困，懒言多汗者，必加人参，勿疑也；若但以脾胃土虚不能生金，而邪不能解，宜六君子汤以补脾肺；或脾虚不能制水，泛而为痰，宜理中汤，或理阴煎、八味丸之类以补土母，皆良法也”。

对于兼有火热的外感咳嗽，张景岳认为“兼火者，必有内热喜冷脉滑等证，亦但以二陈、六安等汤酌加凉药佐之，热微者可加黄芩一二钱，热甚者再加知母、栀子之属。若火在阳明而兼头痛热渴者，唯加石膏为宜”。

**2. 四时外感咳嗽，治疗各异**

四时主气不同，故治疗用药有异，即“外感之证，春多升浮之气，治宜兼降，如泽泻、前胡、海石、瓜蒌之属是也。夏多炎热之气，治宜兼凉，如芩、连、知、柏之属是也。秋多阴湿之气，治宜兼燥，如苍术、白术、干姜、细辛之属是也。冬多风寒之气，治宜兼散，如防风、紫苏、桂枝、麻黄之属是也。经言岁气天和，即此之类”。

当时气与病证不相合时，还应辨证施治，即“然时气固不可不知，而病气尤不可不察，若当其时而非其病，及时证有不相合者，又当舍时从证也。至于各脏之气，证有兼见者，又当随宜兼治，故不可任胶柱之见”，如“咳嗽凡遇秋冬即发者，此寒包热也，但解其寒，其热自散，宜六安煎、二陈汤、金水六君煎三方，察其虚实壮老，随宜用之。如果内热甚者，不妨佐以黄芩、知母之类”。

在《景岳全书》中，张景岳还引用了薛立斋对四时咳嗽的辨治，如“春月若因风寒所伤，咳嗽声重头痛用金沸草散。咳嗽声重，身热头痛，用《局方》消风散。盖肺主皮毛，肺气虚则腠理不密，风邪易入，治法当解表兼实肺气，肺有火则腠理不闭，风邪外乘，治宜解表兼清肺火，邪退即止。若数行解散则重亡津液，邪蕴而为肺疽肺痿矣。故凡肺受邪不能输化，而小便短少，皮肤渐肿，咳嗽日增者，宜用六君子汤以补脾肺，六味丸以滋肾水”。

夏季，因“夏月火热炎上，喘急而嗽，面赤潮热，脉洪大者，用黄连解毒汤。热燥而咳，用栀子仁汤。咳唾有血，用麦门冬汤，俱兼以六味丸，夏月尤当用此，壮肾水以保肺金。夏月心火乘肺，轻则用麦门冬汤，重则用人参平肺散。若上焦实热，用凉膈散，虚热用六君子汤。中焦实热，用竹叶石膏汤，虚热用竹叶黄芪汤。下焦虚热，用六味丸”。

秋季，因“秋月湿热伤肺，若咳而身热，自汗口干，便赤，脉虚而洪者，用白虎汤。身热而烦，气高而短，心下痞满，四肢困倦，精神短少者，香薷饮。若病邪既去，宜用补中益气加干山药、五味子以养元气，柴胡、升麻各二分，以升生气”。

冬季，因“冬月风寒外感，形气病气俱实者，宜用麻黄汤之类，所谓自表而入，自表而出。若形气病气俱虚者，宜补其元气，而佐以解表之药；若专于解表，则肺气益虚，腠理益疏，外邪乘虚易入，病愈难愈矣。若病日久，或误服表散之剂，以致元气虚而邪气实者，急宜补脾土为主，则肺金有所养，而诸病自愈。若人老弱，或劳伤元气而患前证，误服麻黄、枳壳、紫苏之类而汗出亡阳者，多患肺痈、肺痿，治失其宜，多致不起。午后嗽者，属肾气亏损，火炎水涸，或津液涌而为痰者，乃真脏为患也，须用六味地黄丸壮肾水滋化源为主，以补中益气汤养脾土、生肺肾为佐。设用清气化痰则误矣”。

### （五）认为内伤咳嗽主要责之于肾，与肺相关，治疗当肺肾同治

张景岳认为内伤咳嗽主要责之于肾，即“凡内伤之嗽，必皆本于阴分。何为阴分？五脏之精气是也。然五脏皆有精气，而又唯肾为元精之本，肺为元气之主，故五脏之气分受伤，则病必自上而下，由肺由脾以及于肾；五脏之精分受伤，则病必自下而上，由肾由脾以及于肺，肺肾俱病，则他脏不免矣。所以劳损之嗽，最为难治，正以其病在根本，而不易为力也。病在根本，尚堪治不求本乎？故欲治上者，不在乎上

而在乎下；欲治下者，不在乎下而在乎上。知气中有精，精中有气，斯可以言虚劳之嗽矣”。除此之外，内伤咳嗽还与肺相关，因为“肺属金，为清虚之脏，凡金被火刑则为嗽，金寒水冷亦为嗽，此咳嗽所当治肺也。然内伤之嗽，则不独在肺。盖五脏之精皆藏于肾，而少阴肾脉从肾上贯肝膈，入肺中，循喉咙，挟舌本，所以肺金之虚，多由肾水之涸，正以子令母虚也”。

张景岳认为内伤咳嗽的治疗应以肺肾同调为宜，即“故凡治劳损咳嗽，必当以壮水滋阴为主，庶肺气得充，嗽可渐愈，宜一阴煎、左归饮、琼玉膏、左归丸、六味地黄丸之类择而用之。其有元阳下亏，生气不布，以致脾困于中，肺困于上，而为喘促，为痞满，为痰涎呕恶，为泄泻畏寒，凡脉见细弱，证见虚寒而咳嗽不已者，此等证候，皆不必治嗽，但补其阳而嗽自止，如右归饮、右归丸、八味地黄丸、大补元煎、六味回阳饮、理中汤、劫劳散之类，皆当随宜速用，不得因循，以致汲深无及也。内伤咳嗽，凡水亏于下，火炎于上，以致火烁肺金，而为干渴烦热，喉痛口疮，潮热便结，喜冷，尺寸滑数等证，则不得不兼清火，以存其水，宜四阴煎，或加减一阴煎、人参固本丸主之……咳嗽声哑者，以肺本属金，盖金实则不鸣，金破亦不鸣。金实者，以肺中有邪，非寒邪即火邪也；金破者，以真阴受损，非气虚即精虚也。寒邪者宜辛宜温，火邪者宜甘宜清，气虚者宜补阳，精虚者宜补阴。大都此证，邪实者，其来暴，其治亦易，虚损者，其来徐，其治亦难。治损之法，当与后干咳证参酌用之”。

张景岳同时还引用杨仁斋的论述以佐证上述观点，即“肺出气也，肾纳气也，肺为气之主，肾为气之本。凡咳嗽引动百骸，自觉气从脐下奔逆而上者，此肾虚不能收气归原，当以地黄丸、安肾丸主之，毋徒从事于肺，此虚则补子之义也。《衍义》云：有暴嗽服诸药不效，或教之进生料鹿茸丸、大菟丝子丸方愈。有本有标，却不可因其暴嗽而疑骤补之非，所以易愈者，亦觉之早故也”。

## 七、《证治准绳》将咳与嗽分论，主张七情顺气，补虚泻实，随证施治

### （一）提出七情致咳的证治要点及其与外感咳嗽的区别

《证治准绳》的作者王肯堂系统总结了明代以前诸多医家的经验，明确提出了七情致咳的证治要点及其与外感咳嗽的区别。其在《证治准绳》的杂病篇中提到，“《经》言脏腑皆有咳嗽，咳嗽属肺，何为脏腑皆有之？盖咳嗽为病，有自外而入者，有自内而发者，风寒暑湿外也，七情饥饱内也。风寒暑湿先自皮毛而入，皮毛者，肺之合，故虽外邪欲传脏腑，亦必先从其合而为嗽，此自外而入者也。七情饥饱内有所伤，则邪气上逆，肺为气出入之道，故五脏之邪上蒸于肺而为嗽，此自内而发者也。然风寒暑湿有不为嗽者，盖所感者重，径伤脏腑，不留于皮毛。七情亦有不为嗽者，盖病尚浅，止在本脏，未即上攻”。

所因不同，所见不同，治疗亦不同，如“所以伤寒以有嗽为轻，而七情饥饱之嗽，久而后见，治法当审脉证三因。若

外因邪气，止当发散，又须原其虚实冷热。若内因七情，则随其部经，在与气口脉相应，当以顺气为先，下痰次之。有停饮而咳，又须消化之方，不可用乌梅、罂粟酸涩之药。其寒邪未除，亦不可便用补药。尤忌忧思过度，房室劳伤，遂成瘵疾，宜养脾生肺也”。

又如“《仁斋直指》云：感风者鼻塞声重，伤冷者凄清怯寒，挟热为焦烦，受湿为缠滞，瘀血则膈间腥闷，停水则心下怔忪，或实或虚，痰之黄白，唾之稀稠，从可知也。治嗽大法，肺脉浮为风邪所客，以发散取之。肺脉实为气壅内热，以清利行之。脉濡散为肺虚，以补肺安之。其间久嗽之人，曾经解利，以致肺胃俱寒，饮食不进，则用温中助胃，加和平治嗽之药。至若酒色过度，虚劳少血，津液内耗，心火自炎，遂使燥热乘肺，咯唾脓血，上气涎潮，其嗽连续而不已。唯夫血不荣肌，故邪在皮毛，皆能入肺，而自背得之尤速，此则人参、芎、归，所不可无。一种传注，病涉邪恶，五脏反克，毒害尤深，近世率用蛤蚧、天灵盖、桃、柳枝、丹砂、雄黄、安息香、苏合香丸通神之剂。然则咳嗽证治，于此可以问津索途矣。抑犹有说焉，肺出气也，肾纳气也，肺为气之主，肾为气之本。凡咳嗽暴重，动引百骸，自觉气从脐下逆奔而上者，此肾虚不能收气归原也。当以破故纸、安肾丸主之。毋徒从事于宁肺。感风而嗽者，恶风自汗，或身体发热，或鼻流清涕，其脉浮，宜桂枝汤加防风、杏仁、前胡、细辛。感寒而嗽者，恶寒发热无汗，鼻流清涕，其脉紧，宜杏子汤去干姜、五味，加紫苏、干葛，或二陈加紫苏、葛根、杏仁、桔梗。暴感风寒，不恶寒发热，止是咳嗽鼻塞声重者，宁嗽化痰汤”。

### （二）提出各种咳嗽的治疗方法及方药的选择

#### 1. 提出四季咳嗽的证候特点及治疗方案

《证治准绳》引薛新甫云：“春月风寒所伤，咳嗽声重，头疼，用金沸草散。咳嗽声重，身热头痛，用《局方》消风散。盖肺主皮毛，肺气虚则腠理不密，风邪易入，治法当解表兼实肺气。肺有火则腠理不闭，风邪外乘，治宜解表兼清肺火，邪退即止。若数行解散，则重亡津液，邪蕴而为肺疽、肺痿矣。故凡肺受邪不能输化，而小便短少，皮肤渐肿，咳嗽日增者，宜用六君子汤以补脾肺，六味丸以滋肾水。夏月喘急而嗽，面赤潮热，其脉洪大者，黄连解毒汤。热躁而咳，栀子汤。咳唾有血，麦门冬汤。俱吞六味丸，壮水之主以制阳光，而保肺金。秋月咳而身热自汗，口干便赤，脉虚而洪者，白虎汤。身热而烦，气高而短，心下痞满，四肢困倦，精神短少者，香薷饮。若病邪既去，宜用补中益气汤，加干山药、五味子以养元气，柴胡、升麻各二分以升生气。冬月风寒外感，形气病气俱实者，宜华盖散、加减麻黄汤。所谓从表而入，自表而出。若形气病气俱虚者，宜补其元气，而佐以解表之药，若专于解表，则肺气益虚，腠理益疏，外邪乘虚易入，而其病愈难治矣。”

#### 2. 总结其他医家关于四季咳嗽与其他类型咳嗽的证治

《活法机要》对四季咳嗽的治疗有所描述，《证治准绳》中引述道：“夏月嗽而发热者，谓之热痰嗽，小柴胡汤四两，加石膏一两，知母半两用之。冬月嗽而发寒热，谓之寒嗽，小青龙加杏仁服之。”除了四季咳嗽，《活法机要》对七情、外感所致咳嗽的治疗亦有论述，如外感：“感湿而嗽者，身体痛重，或有汗，或小便不利，此多乘热入水，或冒雨露，或浴后不解湿衣，致有此患，宜白术酒。热嗽，咽喉干痛，鼻出热气，其痰嗽而难出，色黄且浓，或带血缕，或出血腥臭，或坚如蛎肉，不若风寒之嗽痰清而白，宜金沸草散，去麻黄、半夏，加薄荷、枇杷叶、五味、杏仁、桑根白皮、贝母、茯苓、桔梗，入枣子一个同煎，仍以辰砂化痰丸，或薄荷煎、八风散含化。有热嗽诸药不效，竹叶石膏汤，去竹叶，入粳米，少加知母，多服五味、杏仁、枇杷叶，此必审是伏热在上焦心肺间可用。冷热嗽，因增减衣裳，寒热俱感，遇乍寒亦嗽，乍热亦嗽，饮热亦嗽，饮冷亦嗽，宜金沸草散、消风散各一帖和煎，或应梦人参散，或款冬花散，以薄荷代麻黄，或二母散，仍以辰砂化痰丸、八风丹吞化。”内伤者，如：“七情饥饱嗽，无非伤动脏腑正气，致邪上逆，结成痰涎，肺道不理。宜顺气为先，四七汤一帖，加杏仁、五味子、桑白皮、人参、阿胶、麦门冬、枇杷叶各一钱。有饮冷热酒，或饮冷水，伤肺致嗽，俗谓之凑肺，宜紫菀饮。有嗽吐痰与食俱出者，此盖饮食失节，致肝气不利，而肺又有客邪，肝浊道，肺清道，清浊相干，宜二陈汤加木香、杏仁、细辛、枳壳各半钱。食积痰嗽发热，二陈汤加瓜蒌、莱菔子、山楂、枳实、曲蘗。”

此外，还有一些其他类型之咳嗽：“痰而能食者，大承气微下之。痰而不能食者，厚朴汤主之。嗽而失声，润肺散，或清音丸。戴云：有热嗽失声咽疼，多进冷剂，而声愈不出者，宜以生姜汁调消风散，少少进之，或只一味姜汁亦得，冷热嗽后失声者尤宜。嗽而失声者，非独热嗽有之，宜审其证用药，佐以橄榄丸含化，仍浓煎独味枇杷叶散热服。声哑者，寒包其热也，宜细辛、半夏、生姜辛以散之。亦有痰热壅于肺者，金空则鸣，必清金中邪滞，用清咽宁嗽汤。劳嗽，有因久嗽成劳者，有因病劳乃嗽者，其证寒热往来，或独热无寒，咽干嗌痛，精神疲极，所嗽之痰，或浓或淡，或时有血，腥臭异常，语声不出者，薏苡仁五钱，桑根白皮、麦门冬各三钱，白石英二钱，人参、五味子、款冬花、紫菀、杏仁、贝母、阿胶、百合、桔梗、秦艽、枇杷叶各一钱，姜、枣、粳米同煎，去渣调钟乳粉。亦宜蛤蚧散，或保和汤、知母茯苓汤、紫菀散、宁嗽汤。经年累月，久嗽不已，服药不瘥，余无他证，却与劳嗽不同。戴用三拗汤、青金丸。予谓其不妥，独宜保肺而已，一味百部膏可也。”

《本草衍义》中对妇人咳嗽等的证治进行了阐述，《证治准绳》引之曰：“有妇人患肺热久嗽，身如炙，肌瘦，将成肺劳。以枇杷叶、木通、款冬花、紫菀、杏仁、桑白皮各等分，大黄减半，各如常制治讫，同为末，蜜丸如樱桃大。食后、夜卧各含化一丸，未终剂而愈。有风寒者，可用熏法。有热者，可用枳壳汤。有实积者，可用款气丸、利膈丸、马兜铃丸。脾胃如常，饮食不妨者，加味人参清肺汤、参粟汤。《素问》云：咳嗽烦冤者，是肾气之逆也，八味丸、安肾丸主之。有暴嗽，服诸药不效，或教之进生料鹿茸丸、大菟丝子丸方愈。有本有标，却不可以其暴嗽而疑遽补之非，所以易愈者，亦觉之早故也。时行嗽，发热恶寒，头痛鼻塞，气急，状如伤冷热，连咳不已。初得病即伏枕一两日即轻，俗呼为虾蟆瘟，用参苏饮加细辛半钱。洁古云：咳而无痰者，以辛甘润其肺，蜜煎生姜汤、蜜煎橘皮汤、烧生姜、胡桃，皆治无痰而嗽者。《本事方》补肺法，生地黄二斤，净洗，杏仁二两，生姜、蜜各四两，捣如泥，入瓦盆中，置饭上蒸五七度，每五更挑三匙咽下。《金匮》方，咳而上气，喉中水鸡声，射干麻黄汤主之。咳嗽喉中作声，一味白前妙。《千金》有白前汤。一男子五十余岁，病伤寒咳嗽，喉中声如齁，与独参汤一服而齁声徐，至二三帖咳嗽亦渐退，凡服二三斤，病始全愈。”

朱丹溪从咳嗽的时间、咳嗽的次数、饮食、脏腑等各方面对咳嗽的不同治疗用药进行了详细的论述，《证治准绳》中亦做了介绍，如“丹溪云：上半日嗽多，属胃中有火。午后嗽多，属阴虚。黄昏嗽多，此火气浮于肺，不宜用凉药，宜敛而降之”。可见，咳嗽所见时间不同，治疗有异。又如“有一咳即出痰者，脾湿胜而痰滑也。有连咳十数不能出痰者，肺燥胜痰涩也。滑者宜南星、半夏、皂角灰之属燥其脾，若利气之剂所当忌也。涩者宜枳壳、紫苏、杏仁之属利其肺，若燥肺之剂所当忌也”。可见，咳痰容易与否亦治疗有异。又如“形肥，或有汗，或脉缓，体重嗜卧之人咳者，脾湿胜也，宜白术、苍术、茯苓之属燥之。形瘦，或夏月无汗，或脉涩之人咳者，肺燥胜也，宜杏仁、瓜蒌之属润之。凡咳嗽面赤，胸腹胁常热，唯于足乍有凉时，其脉洪者，热痰在胸膈也，宜小陷胸汤、礞石丸之类清膈降痰；甚而不已者，宜吐下其痰热也。面白悲嚏，或胁急胀痛，或脉沉弦细迟而咳者，寒饮在胸腹也，宜辛甘热去之，半夏温肺汤”。由此可见，体质不同，临床表现有差异，治疗亦有差异。朱丹溪对饮酒、吃醋、吃咸物所致咳嗽亦有相应的治疗，如“丹溪治饮酒伤肺痰嗽，以竹沥煎入韭汁，就吞瓜蒌、杏仁、青黛、黄连丸。按此恐太寒，闭遏热气，不得发舒，不若先以辛散之，而后以酸收之，甚者吐之。后与五苓甘露，胜湿去痰之剂。吃醋抢喉，咳嗽不止，用甘草二两，去赤皮，作二寸段，中半劈开，用猪胆汁五枚浸三日，取出火上炙干为细末，炼蜜丸。每服四十丸，茶清吞下，临卧服。咸物所伤，哮嗽不止，用白面二钱，砂糖二钱，通搜和，用糖饼灰汁捻作饼子，放在炉内炸熟，划出，加轻粉四钱，另炒略熟，将饼切作四亚，掺轻粉在内，令患人吃尽，吐出病根即愈”。

此外，《证治准绳》还论述了五脏六腑之咳的治疗用药：“肺咳之状，咳而喘息有音，甚则唾血，麻黄汤。心咳之状，咳则心痛，喉中介介如梗状，甚则咽肿喉痹，桔梗汤。肝咳之状，咳而两胁下痛，甚则不可以转，转则两胠下满，小柴胡汤。（仲景云：咳引胁痛为悬饮，宜十枣汤。丹溪云：咳引胁痛，宜疏肝气，用青皮、枳壳、香附子等，实者白芥子之属。）脾咳之状，咳则右胁下痛，阴阴引肩背，甚则不可以动，动则咳剧，升麻汤。肾咳之状，咳则腰背相引而痛，甚则咳涎，麻黄附子细辛汤。五脏之久嗽，乃移于六腑，脾咳不已，则胃受之，胃咳之状，咳而呕，呕甚则长虫出，乌梅丸。肝咳不已，则胆受之，胆咳之状，咳呕胆汁，黄芩加半夏生姜汤。肺咳不已，则大肠受之，大肠咳状，咳而遗矢，赤石脂禹余粮汤、桃花汤。不止，用猪苓分水散。心咳不已，则小肠受之，小肠咳状，咳而失气，气与咳俱失，芍药甘草汤。肾咳不已，则膀胱受之，膀胱咳状，咳而遗溺，茯苓甘草汤。久咳不已，则三焦受之，三焦咳状，咳而腹满不欲食饮，此皆聚于胃，关于肺，使人多涕唾，而面浮肿气逆也，钱氏异功散。"

## 八、《寿世保元》《万病回春》着重论述风、火、痰、虚所致咳嗽的证治

### （一）论述风、火、痰、虚等不同病因在咳嗽中的作用

明代龚廷贤的《寿世保元》从脉证等方面论述了风、火、痰、虚等不同病因在咳嗽中的作用。从脉象辨咳嗽所因，即"脉辨咳嗽所因。浮风紧寒，数热细湿，房劳虚涩。右关濡者，饮食伤脾；左关弦短，疲极肝衰；浮短肺伤，法当咳嗽。五脏之嗽，各视本部。浮紧虚寒，沉数实热，洪滑多痰，弦涩少血。形盛脉细，不足以息，沉小伏匿，皆是死脉。唯有浮大而嗽者生"。

咳嗽所因不同，临床表现亦不同，如"夫咳谓有声，肺气伤而不清；嗽谓有痰，脾湿动而生痰。咳嗽者，因伤肺气，而动脾湿也，病本须分六气五脏之殊，而其要皆主于肺，盖肺主气而声出也。戴云：因风寒者，鼻塞声重恶寒者是也；因火者，有声痰少面赤者是也；因劳者盗汗出，兼痰者

多作恶热；肺胀者动则喘满，气急息重；痰者，嗽动便有痰声，痰出嗽止。五者大概耳。亦当明其是否也”。

所因不同，治法亦不同，如“治法须分新久虚实。新病风寒则散之，火热则清之，痰涎则化之，湿热则泻之。久病便属虚属郁，气虚则补气，血虚则补血，兼郁则开郁，滋之润之，敛之降之，则治虚之法也”。

### （二）论述“四时感冒”出现咳嗽时的治法方药

龚廷贤在《寿世保元》中提出，“四时感冒”表现出“发热头痛，咳嗽声重，涕唾稠黏，中脘痞满，呕吐痰水”时，治疗应以“参苏饮”为主，“紫苏叶、前胡、桔梗、枳壳（去瓤）、干葛、陈皮、半夏（汤泡）、白茯苓（去皮）各一钱，甘草三分，人参五分，木香三分（初病热嗽去之）。上锉一剂，姜、枣煎服”。病症有差异时，则随症加减，如“若天寒感冒，恶寒无汗，咳嗽喘急，或伤风无汗，鼻塞声重，加麻黄一钱、杏仁一钱、金沸草一钱，以汗散之。若初感冒，肺多有热，加杏仁、桑皮、黄芩、乌梅。胸满痰多，加瓜蒌仁。气促喘嗽，加知母、贝母。肺寒咳嗽，加五味、干姜。心下痞闷，烦热嘈杂恶心，停酒不散，加姜炒黄连。枳实、干葛、陈皮倍用之。鼻衄，加乌梅、麦门冬、白茅根。火盛发热，加柴胡、黄芩。头痛，加川芎、细辛。咳嗽吐血，加升麻、牡丹皮、生地黄。心热咳嗽久不愈，加知母、麦门冬。见血，加阿胶、生地黄、乌梅、赤芍、牡丹皮。吐血痰嗽，加四物汤，名茯苓补心汤。妊娠伤寒，去半夏，加香附”，对不同情况下药物的加减都作了详细的阐述。

而对于表现出“上气喘逆，咽喉不利，痰滞咳嗽，口舌干渴”的“四时感冒”，则治疗应以“二母清顺汤”为主，“天门冬（去心）一钱，麦门冬（去心）一钱，知母（姜汤浸）二钱，贝母（甘草汤洗）二钱，人参五分，当归身一钱，枯芩一钱，元参一钱，山栀子（炒）一钱，桔梗一钱，天花粉一钱，薄荷七分，生甘草三分”，也可以用“清热宁嗽化痰定喘丸”，即“橘红五钱，青黛三钱，贝母七钱，胆星一两，天花粉七钱，桑白皮七钱，杏仁（去皮、尖）七钱，桔梗七钱，黄芩五钱，前胡七钱，甘草三钱。上为细末，炼蜜为丸，如龙眼大，每服一丸，淡姜汤化下”。

龚廷贤在其另一部著作《万病回春》的咳嗽篇中也提到了“四时感冒”出现咳嗽时的治疗问题，与《寿世保元》中的论述类似。在《万病回春》中，龚廷贤还提出，“感冒风寒，嗽而声哑者，是寒包热也，与久嗽声哑不同。冷风嗽者，遇风冷即发，痰多喘嗽是也”，宜用三拗汤治疗，即“三拗汤治感冒风邪寒冷，鼻塞声重，语音不出，咳嗽多痰，胸满短气喘急。甘草（生）、麻黄（不去节）、杏仁（不去皮、尖）各二钱，加荆芥、桔梗，名五拗汤。上锉剂，生姜煎服”。

**（三）论述咳嗽不同兼证的治疗方药**

龚廷贤还根据咳嗽的不同兼证制定了不同的治疗方药，如《寿世保元》曰：

“论痰嗽，服前方不效者，多属气血虚弱，四肢沉困，宜八物汤，加黄柏、知母、贝母、门冬、五味、瓜蒌、紫苏、陈皮等分，姜枣煎服。论咳嗽，早间吐痰甚多，夜间喘急不寐，然早间多痰，乃脾虚饮食所化，夜间喘急，乃肺虚阴火上冲，以后方服之：补中益气汤（方见内伤），根据本方加麦门冬、五味子；六味地黄丸（方见补益），根据本方加麦门冬、五味子。论伤风寒，鼻流清涕，寒噤喷嚏，此脾肺气虚，不能实腠理，以补中益气汤主之。论咳嗽面白，鼻流清涕，此肺气虚而兼外邪，补中益气汤加茯苓、半夏、五味而愈。论咳嗽吐痰，失音声哑，此元气虚弱而致也，补中益气汤加黄柏、知母、天门冬、麦门冬、五味、杏仁、黄芩、瓜蒌仁。

“论咳嗽吐痰，手足时冷，此脾肺虚寒，以补中益气汤加炮姜、半夏。论声音不出，用新槐花不拘多少，瓦上慢火炒焦，置怀中袖中，时时将一二粒，口中咀嚼咽之，使喉中常有味，久声自出。治言语不出，用诃子三个，真苏子二钱，杏仁二十个，百药煎二两。上为末，每服二钱，热汤调服。治久嗽，语音不出，诃子（去核）一两，杏仁（泡去皮、尖）一两，通草二钱。上锉，每服四钱，煨姜五片，水煎，食后温服。论年老人，日久咳嗽，不能卧者，多年不愈，用猪板油四两，蜂蜜四两，米糖四两。上三味，熬化成膏，时刻挑一匙，口中噙化，三五日其嗽自止。论久年咳嗽吐痰，银杏膏。陈细茶四两（略焙为细末），白果肉四两（一半去白膜，一半去红膜，擂烂），核桃肉四两（擂），家蜜半斤。上药，入锅内炼成膏，不拘时服。治久咳不瘥，并虚劳喘嗽。紫菀（去芦头）、款冬花各二两，百部五钱。上为末，每服三钱，生姜三片，乌梅一个，同煎汤调下，食后卧睡时各一服。

“论久嗽，并连嗽四五十声者，用连皮生姜自然汁一勺，加白蜜二茶匙，同放茶碗内，煎一滚，温服三四次即止。切咳嗽上气者……不拘新久皆效。干姜，桂心（紫色辛辣者，去皮），皂荚（泡去皮子，肥大无孔者）。上三味，并另捣，下筛了，各秤分两和合，后更捣筛一遍，炼白蜜搜和，又捣一二千杵，每服三丸，如梧桐子大，不限食之先后，嗽发即服，日进三五服，忌葱、蒜、油腻、面食。论年久近日咳嗽哮吼喘急等症，神吸散（国子博士颜心吾传）。鹅管石（火煅，醋淬七次）一钱，余粮石（火煅，醋淬七次）一钱，粉草三分，枯白矾五分，石膏（煅）五分，款冬花五分。上为细末，每服三分二厘，准秤，至夜食后，静坐片时，将药放纸上，以竹筒五寸长，直插喉内，用力吸药，速亦不怕，吸药令尽为度，以细茶一口，漱而咽之。忌鸡、鱼、羊、鹅一切动风发物，并生冷诸物。唯食白煮猪肉、鸡子，戒三七日。宜用公猪肺一副，加肉半斤，栀子一岁一个，炒成炭，桑白皮不拘多少用之，同炒至熟烂，去药，至五更，病人不要开口言语，令人将汤肺喂之，病人嚼吃任用，余者过时再食效。论久嗽痰喘，百药不效，并年久不瘥者，或能饮酒人，久嗽尤效。清金膏（曲阜令孔桂窗传）。天门冬（去心）八两，麦门冬（去心）四两，贝母（四两），杏仁（去皮）四两，半夏（姜制）四两。上五味切片，水熬去渣，取汁五碗，入白粉葛末四两，蜜一斤，共煎汁入坛内，重汤煮一日，成膏取出，每天无时，频频服之。”

### （四）提出“痰嗽”“食积嗽”“久嗽”的病机与证治

在《万病回春》中，龚廷贤明确提出“痰嗽”，即“嗽动便有痰声，痰出嗽止是也”的病机与证治：“嗽而痰多者，是脾虚也；肺胀嗽者，嗽则喘满气急也。喘急不得眠者，难治。久嗽不止成劳，若久嗽声哑，或喉生疮者，是火伤肺金也，俱难治之。若血气衰败，声失音者，亦难治也。以上三条，俱宜后方。清肺汤，治一切咳嗽，上焦痰盛。黄芩（去朽、心）一钱半，桔梗（去芦）、茯苓（去皮）、陈皮（去白）、贝母（去心）、桑白皮各一钱，当归、天门冬（去心）、山栀、杏仁（去皮、尖）、麦门冬（去心）各七分，五味子七粒，甘草三分。上锉，生姜、枣子煎，食后服。痰咯不出，加瓜蒌、枳实、竹沥，去五味子；咳嗽喘急，加苏子、竹沥，去桔梗；痰火咳嗽、面赤身热、咯出红痰，加芍药、生地黄、紫菀、阿胶、竹沥，去五味子、杏仁、贝母、桔梗；久嗽虚汗多者，加白术、芍药、生地黄，去桔梗、贝母、杏仁；久嗽喉痹、声不清者，加薄荷、生地黄、紫菀、竹沥，去贝母、杏仁、五味；嗽而痰多者，加白术、金沸草，去桔梗、黄芩、杏仁；咳嗽身热加柴胡；咳嗽，午后至晚发热者，加知母、黄柏、生地、芍药、竹沥，去黄芩、杏仁；咳嗽痰结胁痛者，加白芥子、瓜蒌、枳实、砂仁、木香、小茴、竹沥、姜汁少许，去贝母、杏仁、山栀，亦加柴胡引经。”

而“食积嗽”的特点是“痰嗽如胶”：“咳嗽胸膈结痛者，是痰结也。早晨嗽者，胃中有食积也。上半日嗽多者，胃中有伏火也。……瓜蒌枳实汤加减。方见痰饮。午后至夜嗽多者，属阴虚也。黄昏嗽多者，火气浮，少加凉药。火嗽者，有声痰少、面赤身热、脉数者是也。干咳嗽无痰者，是痰郁火邪在肺，难治也。劳嗽者，盗汗痰多作寒热、脉数大无力是也。”

龚廷贤认为，“久嗽”者“多属肾气亏损，火炎水涸，或津液涌而为痰者，乃真脏为患也”，治疗“须用六味地黄丸壮肾水滋化源为主，以补中益气汤养脾土生肺肾为佐，久之自愈”。

## 九、《医贯》论治咳嗽治肺不忘治肾

### （一）提出咳嗽“皆主于肺”，治疗则侧重于肾

明代赵献可认为咳嗽“皆主于肺”，其在《医贯》中言“肺为清虚之府，一物不容，毫毛必咳，又肺为娇脏，畏热畏寒，火刑金故嗽，水冷金寒亦嗽，故咳嗽者，必责之肺”，但治疗应侧重于肾，即“治之之法，不在于肺，而在于脾，不专在脾，而反归重于肾。盖脾者，肺之母，肾者，肺之子，故虚则补其母，虚则补其子也”。

### （二）论述“外感咳嗽”“内伤咳嗽”均需肺肾同调

（1）治咳嗽不能单治肺，还当治脾：“如外感风寒而咳嗽者，今人率以麻黄、枳壳、紫苏之类，发散表邪，谓从表而入者，自表而出。如果系形气、病气俱实者，一汗而愈。若形气、病气稍虚者，宜以补脾为主，而佐以解表之药。何以故？盖肺主皮毛，唯其虚也，故腠理不密，风邪易以入之；若

肺不虚，邪何从而入耶？古人所以制参苏饮中必有参，桂枝汤中有芍药、甘草，解表中兼实脾也，脾实则肺金有养，皮毛有卫，已入之邪易以出，后来之邪，无自而入矣。若专以解表，则肺气益虚，腠理益疏，外邪乘间而来者，何时而已耶？须以人参、黄芪、甘草以补脾，兼桂枝以祛邪，此予谓不治肺而治脾，虚则补其母之义也。”

（2）治咳嗽不能单治肺，还当治肾：

“肺出气也，肾纳气也，肺为气之主，肾为气之本。凡咳嗽暴重，动引百骸，自觉气从脐下逆奔而上者，此肾虚不能收气归原，当以地黄丸、安肾丸主之。毋徒从事于肺，此虚则补子之义也。余又有说焉，五行之间，唯肺肾二脏，母盛而子受邪，何则？肺主气，肺有热，则气得热而上蒸，不能下生于肾，而肾受邪矣，肾既受邪，则肺益病。此又何也？盖母藏子宫，子隐母胎，凡人肺金之气，夜卧则归藏于肾水之中，今因肺受心火之邪，欲下避水中，而肾水干枯有火，无可容之地，于是复上而病矣。有火烁肺金而咳嗽者，宜清金降火，今之医书中，论清金降火者，以黄芩、天麦冬、桑白皮清肺金，以黄连降心火，石膏降胃火，以四物、黄柏、知母降阴火，谓枳半燥泄伤阴，易用贝母、瓜蒌、竹沥、枇杷叶以润肺而化痰。以上治法，岂不平正通达耶？殊不知清金降火之理，似是而实非，补北方，正所以泻南方也；滋其阴，即所以降火也。独不观启玄子壮水之主，以制阳光乎？予相火论及滋阴降火论中，已详言黄柏、知母之不宜用。

“与夫寒凉诸药之害矣，予又有说焉，王节斋云：凡酒色过度，损伤肺肾真阴者，不可服参芪，服之过多则死。盖恐阳旺而阴消也。自此说行，而世之治阴虚咳嗽者，视参芪如砒毒，以黄柏、知母为灵丹，使患此证而服此药者，百无一生，良可悲也。有能寡欲而不服药者，反可绵延得活，可见非病不可治，乃治病之不如法也。盖病本起于房劳太过，亏损真阴，阴虚而火上，火上而刑金故咳，咳则金不能不伤矣。予先以壮水之主之药，如六味地黄之类，补其真阴，使水升而火降，随即以参芪救肺之品，以补肾之母，使金水相生而病易愈矣。世之用寒凉者，肤浅庸工，固不必齿，间有知用参芪者，不知先壮水以镇火，而遽投参芪以补阳，反使阳火愈旺，而金益受伤，岂药之罪哉？此所谓不识先后着者也。

"有脾胃先虚，土虚不能制水，水泛为痰，子来乘母而嗽者矣。又有初虽起于心火刑金，因误服寒凉，以致脾土受伤，肺益虚而嗽者，乃火位之下，水气承之，子来救母，肾水复火之仇，寒水挟木势而上侵于肺胃，水冷金寒故嗽，前病未除，新病愈甚，粗工不达此义，尚谓痰火难除，寒凉倍进，岂不殆哉！斯时也，须用六君子汤加炮姜以补脾肺，八味丸以补土母，而引水归原，此等治咳嗽之法，幸同志者加之意焉。《金匮》云：咳而上气，喉中水鸡声，射干麻黄汤主之。此论外感。有嗽而声哑者，盖金实不鸣，金破亦不鸣，实则清之，破则补之，皆治肺之事也。又须知少阴之络入肺中，循喉咙，挟舌本，肺为之标，本虚则标弱，故声乱咽嘶，舌萎声不能前。"

以上都是对"外感咳嗽""内伤咳嗽"均需肺肾同调的论证。

## 十、《张氏医通》论治咳嗽更重冲任

### （一）明确提出咳嗽与冲任相关

清代医家张璐明确提出咳嗽与冲任相关，其在《张氏医通》中说："冲任火上，无咳且增烦咳，况久咳不已，顾可动其冲气耶。盖冲任二脉，与肾络同出胞中，肾虚不能固守于下，则二脉相挟从少腹逆冲而上也。盖肾气本虚之人，即素无痰饮，才感外邪，则冲任之火便乘势上凌膈上，迫津液而为痰饮，支塞清道，必至咳逆倚息不得卧也。"

张璐继承了张景岳的理论，认为"肺为诸咳之门户，每为六气所乘"，故而风、寒、暑、湿、燥、火六气皆可致咳。如"风乘肺者，日夜无度，汗出头痛，痰涎不利""热乘肺者，喘急而嗽，面赤潮热，甚者热甚于中，手足反寒，热移于下，便泄无度""火乘肺者，咳喘上壅出血，甚者七窍血溢""燥乘肺者，气壅不利，百节内痛，头面汗出，寒热往来，皮肤干枯燥痒，大便秘，痰胶血腥""寒乘肺者，嗽急而喘，恶寒无汗，鼻塞身疼，发热烦躁""湿乘肺者，痰涎不利，面肿喘急。至于湿痰内动为咳，又必因风因火因热因寒。所挟各不相同，至于乘肺则一也"，此为外感所致咳嗽的不同表现。

治疗上，因"咳嗽外感六气郁而成火，必六淫相合。内伤五脏相胜，必五邪相并。有此不同，而中间又有敛散二法。敛者，谓收敛肺气也。散者，谓解散寒邪也。宜散而敛，则肺受寒邪，一时敛住，为害非轻。宜敛而散，则肺气怯弱，一时发散而走泄正气，害亦非小。且如感风咳嗽，已经散后，其表虚，复感寒邪，虚邪相乘又为喘嗽。若欲散风则愈虚其肺。收敛则愈滞其邪。当先轻解，渐收敛之，肺不致虚，邪不致滞，咳嗽自止矣”。

### （二）提出一系列辨咳嗽寒、热、虚、实等的方法与治法

在《张氏医通》中，张璐提出了一系列辨别、治疗咳嗽的简单而又实用的方法，如“凡咳嗽，饮水一二口而暂止者，热嗽也；呷热汤而暂停者，冷嗽也。治热嗽，以小柴胡加桔梗；冷嗽，理中汤加五味”。

又如“感风者，鼻塞声重，伤冷者，凄清怯寒。挟热为焦烦，受湿为缠绵，瘀血则膈间腥闷，停水则心下怔忡，或实或虚，痰之黄白，唾之稠黏，从可知也。感风而嗽者，脉浮恶风自汗，或身体发热鼻塞，或鼻流清涕，欲语未竟而咳，宜桂枝汤加香豉、细辛。然火嗽亦有鼻流清涕，语未竟而咳者，但风则一嗽便多稠痰，火则顿咳无痰，为明辨耳”，对感风咳嗽的寒与热进行了辨别。

对于感寒咳嗽的不同情况，《张氏医通》也进行了详细的辨证论治：“感寒而嗽者，脉紧恶寒，发热无汗鼻塞，遇寒则咳，内有郁热痰结也，华盖散。兼喘，九宝汤。暴感风寒，二气相兼而咳嗽，鼻塞声重者，芎苏饮。肺感风寒咳嗽，倚息不得卧，背寒则嗽甚，小青龙汤、桂苓五味甘草汤，各随方下变证加减。客邪伤肺，久嗽不止，宁嗽化痰汤。形寒饮冷咳嗽，兼腹痛脉弦者，小建中汤加桔梗以提肺

气之陷。寒热自汗，加黄芪。冬月嗽而发寒热，谓之寒嗽，小青龙汤加杏仁。冷热嗽，因增减衣裳，寒热俱感，遇乍寒乍热亦嗽，饮热饮冷亦嗽，脉浮，风重，金沸草散。脉数或涩，热重，葳蕤汤去川芎，加香豉三钱。入房汗出中风，嗽而面赤，《内经》谓之内风。脉浮紧，小青龙；脉沉紧，真武汤。饮酒中风，多汗而嗽，谓之漏风，桂枝汤加泽泻、术、麻黄根。水肿脉浮自汗，喘嗽便秘，小青龙加葶苈、木香。喘嗽脉沉畏寒，生料济生肾气丸煎服。有先伤风，咳嗽未除，更伤于热而咳嗽声嘶者，为热包寒，葳蕤汤加减。有素咳嗽人，更感于寒，而咳嗽声哑者，为寒包热，金沸草散去芍药加石膏。不应，用越婢汤。”

而对于感热咳嗽的不同情况，《张氏医通》论曰：“热嗽失音，多服寒剂，声愈不出者，《古今录验》续命汤发之，轻则消风散去僵蚕、蝉蜕，加桔梗、薄荷，以生姜汁调服，冷热嗽失音尤宜。夏月嗽而发热者，小柴胡加石膏、知母。但手足心热而不发热者，泻白散加橘红、桔梗。不应，凉膈散去硝、黄，加葳蕤、蜂蜜。伤热而嗽者，脉数烦渴引饮，咽喉干痛，鼻出热气，喉声不清，咳唾稠黏，其痰屡咳而难出，色黄且浓，或带血缕，或出血腥臭，或坚如蚬肉，不若风寒之嗽，痰清而白也，葳蕤汤。风热相兼，加减葱白香豉汤。凡咳嗽面赤，胸腹胁常热，唯手足乍有凉时，其脉洪者，热痰在膈上也，小陷胸汤。”

## 十一、《医门法律》论治咳嗽首重支饮，次别虚实

### （一）提出咳嗽的根本原因在于痰饮

清代医家喻昌宗《金匮要略》中痰饮病之旨，认为咳嗽的根本原因在于痰饮，其在所著《医门法律》中说："盖以咳嗽必因之痰饮，而五饮之中，独膈上支饮，最为咳嗽根底。外邪入而合之固嗽，即无外邪，而支饮渍入肺中，自足令人咳嗽不已，况支饮久蓄膈上，其下焦之气逆冲而上者，尤易上下合邪也。夫以支饮之故，而令外邪可内，下邪可上，不去支饮，其咳终无宁宇矣。"因而，他论治咳嗽首重支饮。

他认为，治疗支饮可用十枣汤："去支饮取用十枣汤，不嫌其峻。岂但受病之初，即病蓄已久，亦不能舍此别求良法。其曰：咳家其脉弦，为有水，十枣汤主之。正谓急弦之脉，必以去支饮为亟也，犹易知也。其曰：夫有支饮家咳烦，胸中痛者不卒死，至一百日一岁，宜十枣汤。此则可以死而不死者，仍不外是方去其支饮，不几令人骇且疑乎？凡人胸膈间孰无支饮，其害何以若此之大？其去害何必若此之力？盖膈上为阳气所治，心肺所居，支饮横据其中，动肺则咳，动心则烦，搏击阳气则痛，逼处其中，荣卫不行，神魄无根据，则卒死耳。至一百日一年而不死，阳气未散，神魂未散可知。唯亟去其邪，可安其正，所以不嫌于峻攻也。扫除阴浊，俾清明在躬，较彼姑待其死，何得何失耶？其曰：久咳数岁，其脉弱者可治，实大数者死，其脉虚者必苦冒，其人本有支饮在胸中

故也。治属饮家，夫不治其咳，而治其饮，仲景意中之隐，不觉一言逗出。其实大数为火刑金而无制，故死。其弱且虚为邪正俱衰而易复，故可愈也。”

除十枣汤外，《医门法律》还指出可用桂苓五味甘草汤等方剂：“咳逆倚息不得卧，小青龙汤主之。明外内合邪之证，唯有小青龙的对一方耳。然而用小青龙汤，其中颇有精义，须防冲气自下而上，重增浊乱也。冲气重增浊乱，其咳不能堪矣。伤寒证用大青龙汤，无少阴证者可服，脉微弱者不可服，服之则肉瞤筋惕而亡阳。杂证用小青龙汤，亦恐少阴肾气素虚，冲任之火易于逆上，冲任火上，无咳且增烦咳，况久咳不已，顾可动其冲气耶。盖冲任二脉，与肾之大络，同起肾下出胞中，肾虚不得固守于下，则二脉相挟，从小腹逆冲而上也，于是用桂苓五味甘草汤，先治其冲气，冲气即低，而反更咳胸满者，因水在膈间不散，其病再变，前方去桂加干姜、细辛以治其咳满，咳满即止。第三变而更复渴，冲气复发者，以细辛、干姜为热药也，服之当遂渴，而渴反止者，为支饮也。支饮者法当冒，冒者必呕，呕者复内半夏以去其水，水去呕止。第四变其人形肿者，以水尚在表也，加杏仁主之。其证应内麻黄，以其人遂痹，故不内之。若逆而内之者必燥，所以然者，以其人血虚，麻黄发其阳故也。第五变头面热如醉，此为胃热上冲熏其面，加大黄以利之。嗟夫！仲景治咳，全不从咳起见，去其支饮，下其冲气，且及下，冲气法，中之法，游刃空虚，全牛划然已解，何其神耶？向也不解作者之意，只觉无阶可升，何期比类而得，外邪内入，下邪上入之端，因复参之《金匮》，其精蕴始得洞晰，岂非神先告之耶。慰矣！慰矣！”

### （二）辨治外感咳嗽

对于外感咳嗽，喻昌认为“六气主病，风、火、热、湿、燥、寒，皆能乘肺，皆足致咳”，并根据六气的特点进行辨证施治，提出“其湿咳，即分属于风、火、热、燥、寒五气中也”。

六气致咳临床所见有所不同，如“风乘肺咳，汗出头痛，痰涎不利。火乘肺咳，喘急壅逆，涕唾见血。热乘肺咳，喘急面赤潮热，甚者热盛于中，四末反寒，热移于下，便泄无度。燥乘肺咳，皮毛干槁，细疮湿痒，痰胶便秘。寒乘肺咳，恶寒无汗，鼻塞身疼，发热躁烦。至于湿痰内动为咳，又必因风、因火、因热、因燥、因寒，所挟各不相同，至其乘肺则一也”。

六气致咳之治法方药亦有差异：“风寒外束，华盖散，参苏饮。如声音不出，风邪，人参荆芥汤。寒邪，三拗汤。遇冷咳发者，橘皮半夏汤。火热内燔，加减泻白散，水煮金花丸。如身热如炙，紫菀膏。伤暑之咳，自汗脉虚，发渴，人参白虎汤、清暑益气汤。伤湿之咳，身重脉细痰多，五苓散，白术汤。如喘满浮肿，款气丸。湿热素蕴于中，黄连解毒汤、滚痰丸。湿热素蕴于上，连声迸气不通者，桑白皮散。伤燥之咳，痰黏气逆，血腥，杏仁萝卜子丸。清金润燥，天门冬丸、牛髓汤。如面目浮肿，蜜酥煎。”

### （三）辨治内伤咳嗽

对于内伤咳嗽，喻昌提出“内伤之咳，治各不同”，需要根据脏腑的不同进行辨证施治，总的治疗原则是“火盛壮水，金虚崇土，郁甚疏肝，气逆理肺，食积和中，房劳补下，用热远热，用寒远寒，内已先伤，药不宜峻”。具体而言，“至于上焦虚寒，呕唾涎沫，则用温肺汤。上中二焦俱虚，则用加味理中汤。三焦俱虚，则用加味三才汤。伤肾之咳，气逆烦冤，牵引腰腹，俯仰不利，六味地黄汤加五味子。水饮与里寒合作，腹痛下利，真武汤。于中有燥咳，热移大肠，亦主腹痛下利，毫厘千里，尤宜辨之。荣卫两虚之咳，荣虚发热；卫虚自汗，或恶寒，宁肺汤。虚劳之咳，五味黄芪散、麦门冬饮。心火刑肺见血，人参芎归汤。干咳无痰，火热内壅，用四物桔梗汤开提之。伤酒热积，用琼玉膏滋润之。色欲过度，肾水不升，用八味丸蒸动之。上半日咳多，火在阳分，宜白虎汤。下半日咳多，火在阴分，宜四物芩连汤。久咳肺损肺痿，痰中见血，潮热声微，人参养肺汤。血腥喘乏，钟乳补肺汤。久咳宜收涩者，人参清肺汤。如声音不出，诃子散。膏粱致咳，比湿热内蕴例治之。如色欲过度，元气虚损，又不可尽攻其痰，辛苦致咳，比风寒外束例治之。如外寒裹其内热，须分寒热多少，以消息于表里兼治之法”。

## 十二、《类证治裁》着重提出治久咳需滋肾养心

### （一）提出治咳当分清寒热虚实

清代医家林珮琴认为外感或新病咳嗽，病位主要在肺，

治疗要分清寒热虚实，其在《类证治裁》中云：“肺为华盖，职司整肃，自气逆而为咳，痰动而为嗽，其证之寒热虚实，外因内因，宜审辨也。”

《类证治裁》指出，咳嗽的病因不同，临床表现、治疗亦不同：“肺寒嗽必痰稀面白，畏风多涕，当温肺固卫。款冬、紫菀之属，加入玉屏风散。肺热嗽必痰稠面红，身热喘满，当降火清痰。黄芩、花粉、海石、瓜蒌、玉竹之属，加入清肺饮。肺虚嗽必气逆汗出，颜白飧泄，当补脾敛肺，六君子汤加山药、五味子之属。肺实嗽必顿咳抱首，面赤反食，当利膈化痰，泻白散加杏、蒌、姜、橘之属。”

### （二）提出治咳当分外感、内伤

（1）提出外感、内伤咳嗽之治疗总则，即“外因者，六淫之邪，自表侵肺，治用辛散，则肺清而嗽止；内因者，五损之病，自下及上，治在甘润，则肺清而嗽安”。

（2）对于外感咳嗽的辨证论治，《类证治裁》提出要根据感邪差异而治，即“治外因嗽，感风者辛平解之，桂枝、防风之属。感寒者辛温散之，紫苏、姜、杏之属。感暑者辛凉除之，香薷、薄荷、竹叶之属。感湿者苦降淡渗之，浓朴、通草、薏仁之属。感燥者甘凉清润之，玉竹、花粉、百合之属。感火者甘寒苦辛涤之，麦冬、石膏、桔梗、山栀、象贝之属。湿热痰火阻气，清降辛泄之，茯苓、沙参、杏仁、前胡、桑皮之属”。

其后，书中再次强调外感咳嗽要审因论治，即“伤风嗽，恶风自汗脉浮，加味桂枝汤。伤寒嗽，恶寒无汗，脉紧，加味麻黄汤。风寒嗽，痰多气逆，六安煎。寒包热，热郁肺俞，遇秋冬寒凉辄发咳，寸脉坚，声音窒，但解其寒而热自散，麻杏石甘汤，或金沸草散。热包寒，先伤风寒，痰嗽未止，更伤炎热，呛咳声嘶，宜两解其邪，葳蕤汤加减。风热咳，风郁化热，宜辛凉散解，薄荷、桔梗、杏仁、苏梗、桑皮之属。风温嗽，风温上侵，头胀咽痛，呛咳失音，宜清轻凉解，桑叶、象贝、连翘、薄荷、杏仁、沙参、桔、甘之属。温邪嗽，春冬温邪犯肺，呛咳气窒喉痛，治同风温，如热郁者，加山栀、豆豉、郁金、甘蔗、蒌霜、川贝母。暑嗽，暑热蒸嗽，及暑风袭入肺卫，寸脉大，喉痒口渴，俱宜微辛微凉，竹叶、蒌皮、杏仁、石膏、薄荷、香薷。暑兼湿，咳而痰稠，气阻溺涩，宜苦降淡渗，浓朴、黄芩、苏子、苡仁、滑石、通草、花粉、西瓜翠衣，或益元散。燥嗽，秋燥嗽渴，气促，宜甘润，玉竹、沙参、麦冬、梨、蜜、杏仁、蔗汁之属，或复脉汤去姜、桂。火嗽，火逆上气，咽喉不利，《金匮》麦门冬去半夏，加沙参、瓜蒌、桔梗。火热乘肺，咳唾有血，《千金》麦门冬汤去麻黄、姜”。

（3）对于内伤咳嗽的辨证论治，《类证治裁》主张分脏腑虚实因证施治，并明确提出“润养心血”以治疗咳嗽：

“治内因嗽，肝胆气升犯肺者，泄木降逆，钩藤、栀子、枳壳、丹皮、陈皮之属。土虚不生金者，胃用甘凉，参、麦、山药、扁豆之属。脾用甘温，四君、姜、枣之属。肾阴虚火炎金燥者，熟地、五味、人乳、燕窝、阿胶、胡桃之属，滋液填精。肾阳虚水泛为痰者，益智、沉香、沙苑子、肾气丸之属，纳气归肾。劳心动火者，归脾汤去木香，加麦冬、五味，熬膏蜜收服，润养心血。久嗽不已，人参蛤蚧散、噙化丸、劫嗽丸。

“《经》云：五脏六腑皆令人咳，非独肺也。肺咳则喘息有音，《千金》五味子汤去续断、地黄、赤小豆，加麦冬、玉竹、细辛。心咳则心痛喉中如梗，凉膈散去硝黄，加黄连、竹叶。肝咳则胁痛，枳壳煮散去芎、防，加肉桂、橘红、苏子。脾咳则右胠下腋下胁痛引肩背，六君子汤加枳壳、桔梗。肾咳则腰背引痛，都气丸加参、麦。胃咳则呕甚，长虫出，异功散加川椒、乌梅。胆咳则呕胆汁，小柴胡汤。大肠咳则遗矢，赤石脂禹余粮汤。小肠咳则失气，芍药甘草汤。膀胱咳则遗溺，茯苓甘草汤。三焦咳腹满不欲食饮，七气汤加黄连、枳实。夫五脏久咳，乃移六腑，脾咳不已则胃受，肝咳不已则胆受，心咳不已则小肠受，肺咳不已则大肠受，肾咳不已则膀胱受，六腑久咳不已则三焦受。然终不离乎肺脾肾也。盖肺为贮痰之器，脾为生痰之源。而肾与肺实母子之脏，因痰致咳者，痰为重，主治在脾。因咳动痰者，咳为重，主治在肺。无痰干咳者，阴虚为重，主治在肾。

“景岳谓虚劳干咳，乃肺肾不交，气不生精，精不化气，当分有火无火治之。如脏平无火，止因肺虚，补气自能生精，宜五福饮之类。如脏气微寒，非辛不润，补阳自可生阴，宜理阴煎，或六君汤。如内热有火，须保真阴，壮水自能制火。宜一阴煎或贝母丸，切忌消痰开郁，使气愈耗，水愈涸也。其脾肺亏损，致咳嗽喘促，畏寒呕泻，及脉见细弱，症见虚寒，咳久不已者，均勿清嗽，但补元气，嗽自止。六味回阳饮，或理中汤、劫劳散、八味地黄丸。”

### （三）主张不同季节、时辰的咳嗽用药各有宜忌

对于不同季节的咳嗽，林珮琴主张用药各有宜忌，不可一概而论：“以四时论之，春季咳木气升也，治宜兼降，前胡、杏仁、海浮石、瓜蒌仁之属。夏季咳火气炎也，治宜兼凉，沙参、花粉、麦冬、知母、元参之属。秋季咳燥气乘金也，治宜清润，玉竹、贝母、杏仁、阿胶、百合、枇杷膏之属。冬季咳风寒侵肺也，治宜温散，苏叶、川芎、桂枝、麻黄之属。”

对于一日不同时辰的咳嗽，林珮琴认为其用药亦各有宜忌：“以一日计之，清晨嗽为气动宿痰，二陈汤加贝母、枳壳、桑白皮、枇杷叶、橘红。上午嗽属胃火，石膏、川斛之属。午后嗽属阴虚，四物、六味等汤。黄昏嗽属火浮于肺，当敛而降之，五味子、五倍子之属。夜半嗽为阳火升动，宜滋阴潜阳，六味丸加牡蛎、淡菜之属。”

### （四）提出治咳当分新久虚实

林珮琴提出，“肺本娇脏，畏热畏寒，火刑金烁，故咳，无痰有声。水冷金寒，故嗽，无声有痰，当分新久虚实治之”，若“感风暴嗽，鼻流清涕，桂枝汤加葱豉。感寒暴嗽，肩背怯冷，华盖散。兼感风寒暴嗽，鼻塞声重，芎苏饮。咳逆倚息不得卧，小青龙汤。风温化燥呛咳，《金匮》麦门冬汤去半夏，加玉竹、沙参、杏仁、贝母。火热嗽，喉哑痰稠，加减凉膈散。感湿致嗽，面目浮肿，豆豉、杏仁、

通草、滑石、半夏、茯苓、大贝之属。一咳痰即出，脾湿胜也。二陈汤加术、薏、防己。连咳痰不出，肺燥甚也。桔梗汤去桑皮、防己，加玉竹。客邪伤肺，久嗽不止，安嗽化痰汤。久嗽中气虚，营卫兼损，归芪建中汤。肉伤嗽，脉虚气乏，补中益气汤去升、柴，加麦、味。脾虚食减久嗽，归芪异功散加白芍、南枣。胃虚呕逆作咳，大半夏汤加砂仁、茯苓、橘红、煨姜。肺胃虚寒，咳沫吐食，温肺汤。寒饮停胃，攻肺致咳，半夏温肺汤。上气呛咳胁痛，肝木乘肺也，七气汤加白芍、金橘。思虑劳神干嗽，心火刑金也，生脉散加茯神、贝母、熟地、枣仁、龙眼肉。肾虚肺燥喘咳，都气丸加麦冬。喘嗽痰多，怯冷，生料肾气丸煎服。肺虚喘嗽吐血，门冬清肺饮。咳痰见血，脉虚数，六味丸料煎加阿胶、秋石”。

### （五）提出特殊类型咳嗽与普通咳嗽的鉴别诊断和治疗方法

对于特殊类型咳嗽与普通咳嗽的鉴别诊断和治疗，《类证治裁》指出：

“喘嗽，咳而上气，苏子膏。喘咳发热自汗，安肺汤。咳逆上气，喉中有水鸡声响，射干麻黄汤。肺胀喘咳，鼻扇肩抬，越婢加半夏汤。咳而喘急，咽燥如有塞，唾血者，杏仁膏。肺虚久嗽作喘，补肺阿胶散。喘促脉沉数，五味子汤。

“劳嗽，虚劳干咳，琼玉膏，或金水六君煎。脾肺伤损，劳嗽，憎寒壮热，团参饮子。心肾虚，发热盗汗，劳嗽无痰，劫劳散。咳而无痰者，人参同蜜煎桃肉细嚼，或二味煎服，名观音应妙散。脾肺虚寒，怯冷痰嗽，加味理中汤。肾阴虚，脉细数，下午寒热，干咳颊红，晨服异功散，夜服六味丸。肾阳虚，脉微弱，水泛为痰，七味地黄丸。肺劳久嗽，饥则胸中大痛，视上唇有白点如粞者，此虫啮其肺，百部膏加乌梅、槟榔。下其虫自愈。经年嗽，药不瘥，余无他症者，与劳嗽异。一味百部膏。有暴嗽，诸药不效，服生料鹿茸丸即愈。乃肾虚也，不可以暴嗽而疑遽补之非。

“哑嗽，气促满闷失音，通声煎。肺实痰壅，宜杏、桔、蒌、橘、贝、枳、竹叶之属。肺虚喉燥，宜生脉散加玉竹、款冬花、蜜。外感包热者，细辛、半夏、蜜、姜辛散之。内伤火刑金者，六味汤合生脉散。顿咳至声不出者，痰郁火邪，桔梗汤加贝母、枇杷叶。久嗽失音，杏仁膏。

“肺胀，上气喘胀，脉浮大，越婢加半夏汤。肺胀咳喘，脉浮，心下有水气，小青龙加石膏汤。肺胀咳左右一偏不得卧，动则喘急息重，此痰挟血瘀，宜当归、丹皮、赤芍、桃仁、枳壳、桔梗、半夏、甘草、竹沥、姜汁。如外邪去后，宜半夏、海石、香附、瓜蒌仁、甘草为末，姜汁蜜调噙之。

“嗽吐，咳呕并作，为肺胃俱病，先安胃气，二陈汤加芦根、姜汁、枇杷叶，虚者六君子汤加桔梗咳吐，痰食俱出，二陈汤加枳、术、杏仁、细辛。食积痰嗽，二陈汤加瓜蒌、山楂、莱菔子、枳实、曲。”

## 十三、《辨证录》言新感咳嗽治肺，久咳治脾肾

### （一）提出新感咳嗽以治肺为主

清代的陈士铎主张根据咳嗽时间的长短和病邪的不同

来论治咳嗽，其在《辨证录》中提出新感咳嗽以治肺为主：“人有骤感风寒，一时咳嗽，鼻塞不通，嗽重痰必先清后浊，畏风畏寒，此风寒入于皮毛，肺经先受之也。夫肺之窍通于鼻，肺受风寒之邪，而鼻之窍不通者，阻隔肺金之气也。肺窍既不能通，而人身之火即不能流行于经络，而火乃入于肺，以助风寒之党矣。故初起咳嗽，必须先散风寒，而少佐散火之剂，不可重用寒凉以抑其火，亦不可多用燥热以助其邪，用和解之法为最妙，如甘桔汤、小柴胡汤是也。然而世人往往以小恙不急治者多矣，久则肺气虚而难愈，则补母、补子之道宜知也。补母者，补其脾胃也；补子者，补其肾水也。似乎宜分两治之法，以治久咳久嗽之症。而余实有兼治之方，既有利于子母，而复有益于咳嗽，毋论新久之嗽，皆可治之以取效也。方用善散汤：麦冬三钱，苏叶二钱，茯苓三钱，玄参三钱，甘草一钱，黄芩八分，天门冬三钱，款冬花五分，贝母一钱，水煎服。此方用麦冬、天门冬以安肺气，用茯苓、甘草以健脾胃之土，用玄参以润肾经之水，用苏叶、款冬花以解散其阴阳之风邪，又加黄芩以清其上焦之火，贝母以消其内膈之痰，斟酌咸宜，调剂皆当，故奏功取胜耳。此证亦可用宁嗽丹：苏叶、甘草、天花粉、天冬、款冬花各一钱，桔梗、生地各三钱，麦冬五钱。水煎服，二剂愈。”

### （二）提出久咳从脾肾论治

（1）对于外邪已清、咳嗽仍未尽者，强调从脾肾论治：“人有风寒已散，而痰气未清，仍然咳嗽气逆，牵引腰腹，俯仰不利，人皆谓必须治痰之为亟矣。然而治痰而痰愈多，嗽愈急、咳愈重者何也？盖治痰之标，而不治痰之本耳。痰之标在于肺，痰之本在于肾，不治肾而治肺，此痰之所以不能去，而咳嗽之所以不能愈也。人生饮食原宜化精而不化痰，唯肾气虚，则胃中饮食所化之津液欲入肾而肾不受，则上泛为痰矣。盖因胃中所化之津液无多，不足以济肺之干枯，而心火转来相夺，则津液不能滋肺，反化为痰涎而外越矣。”

（2）对于外邪已去而痰未清者，提出还应治肾：“然则治法，宜大补其肾水，使肾水汪洋，既能制心火之有余，更能济肺金之不足，心火不敢相夺，胃气又复相安，自然津液下润，肾经独受，化精而不化痰矣。方用：熟地二两，麦冬二两，甘草一钱，柴胡一钱，白芍五钱，水煎服。此方即子母两富汤加味者也。以熟地大滋其肾水，以麦冬大安其肺金，加芍药、柴胡、甘草以舒其肝胆之气，使其不来克脾胃之土，则脾胃之气易于升腾，上使救肺，而下可救肾，且邪亦易散，实有鬼神不测之妙也。人有久嗽不愈，用补肾滋阴之药不效，反觉饮食少思，强食之而不化，吐痰不已者，人以为肺经尚有邪留于胃中，而不知乃脾胃虚寒不能生肺，使邪留连于中脘而作嗽也。夫肺金之母，脾胃二经之土也，土旺则金旺，土衰则金衰，不补母以益金，反泻子以捐土，邪即外散，肺且受伤，况尚留余邪未散乎！毋怪其久嗽而不愈也。”

（3）对于久咳者，提出除了治肾，还当治脾：“然则治之之法，不可仅散肺之邪，而当急补肺之气；不可仅补肺之气，而尤当急补脾胃之土矣。然不可徒补脾胃也，盖补胃必须补心包之火，而补脾必须补命门之火。心包生胃土，命门生脾土，实有不同耳。然而胃病则脾必病，而脾病则胃亦病也。吾补胃而即兼补脾，补脾而即兼补胃，未尝非肺金之所喜。肺喜正气之生，自恶邪气之克，不必治嗽而嗽病自已矣。方用补母止嗽汤：白术五钱，茯苓五钱，人参一钱，陈皮三分，甘草一钱，苏子一钱，半夏一钱，桔梗二钱，麦冬五钱，紫菀一钱，肉桂五分，水煎服。一剂而嗽轻，二剂而嗽更轻，四剂而嗽全止矣。此方乃补脾胃之圣药，加入肉桂以补心包、命门之二火，一味而两得之也。又恐徒治脾胃之母，置肺邪于不问，增入补肺散邪之味，则子母两得，而久嗽安得不速愈哉！此症用助金汤亦佳：人参三钱，甘草、款冬花各一钱，白术、百合各五钱，茯神二钱，肉桂、炮姜、苏叶、百部各五分，半夏三分，水煎服。四剂愈。”

（4）对于年老阳虚及有顽痰者，提出应当重视理气：“人有咳嗽，长年不愈，吐痰色黄，结成顽块，凝滞喉间，肺气不清，用尽气力始得吐出于口者，此乃老痰之病也。年老阳虚之人，最多此症。然用消痰清肺之药往往不验者，盖徒治其痰，而不理其气也。夫痰盛则气闭，气行则痰消。老年之人，孤阳用事，又加气闭而不伸，则阳火煎熬，遂成黄浊之痰，气虚不能推送，故必咳之久而始能出也。”此谓治痰当理其气之缘由。治疗上，则宜“方用六君子汤加减治之。人参五分，白术五钱，茯苓三钱，陈皮五分，柴胡五分，白芍一两，白芥子三钱，甘草一钱，栀子一钱，水煎服。二剂而痰变白矣，四剂而痰易出矣，十剂而咳嗽尽除。补阳气之虚，开郁气之滞，消痰结之块，祛久闭之火，有资益而无刻削，则老痰易化，而咳嗽易除也。倘徒用攻痰之药，则阳气必伤，而痰又难化，格格难吐，何日是清快之时乎！此症用化老汤亦佳：人参三分，白术一钱，生地二钱，款冬花三分，白芥子、白芍、地骨皮各三钱，柴胡四分，甘草一钱，麦冬五钱，水煎服。四剂轻，十剂愈”。

（5）对于素有阴虚咳嗽者，提出应当平肝滋阴：“人有阴气素虚，更加气恼，偶犯风邪，因而咳嗽。人以散风祛邪之药治之而愈甚，此不治其阴虚之故也。然而徒滋其阴，而肝气未平，则木来侮金，咳亦难已。法宜平肝而益之以补水之剂，则水能资木，而木气更平也。方用平补汤：熟地一两，麦冬一两，甘草五分，白芍一两，柴胡一钱，人参五分，茯苓三钱，天花粉二钱，百合五钱，炒黑荆芥一钱，水煎服。此方大补肺、肾、肝、脾之四经，而尤能解肝气之郁。肝经郁解，而肺经风邪亦不必祛而自散矣。人谓补肾、补肺、平肝足矣，何又兼补脾胃而用人参耶？不知三经之气，非脾胃之气不行，吾少加人参、茯苓以通之，则津液易生，而肾、肝、肺尤能相益也。此症用涣邪汤亦效：白芍、熟地、麦冬各五钱，甘草、柴胡、香附各一钱，陈皮三分，白术、玄参各三钱，天花粉五分，苏子一钱，水煎服。四剂愈。”

（6）对于久咳不愈者，提出应当肺肾同治：

“人有久咳而不愈者，口吐白沫，气带血腥。人以为肺经之湿也，而不知实肺金之燥。苟肺气不燥，则清肃之令下行，而周身四达，何处非露气之下润乎！不特肾水足以上升而交于心，亦且心火下降而交于肾，不传于肺矣。心火既不传于肺金，曾何伤燥之虑哉！唯其肺气先已匮乏，高源之水无有留余之势，而欲下泽之常盈，以上供于肺金之用，此必不得之数也，治法自宜专润肺金之燥矣。然润肺金之燥，而肾火上冲，则肺且救子之不暇，何能自润？此肺肾必宜同治也。方用子母两富汤：熟地二两，麦冬二两，水煎服。连服四剂，而肺金之燥除，肾火之干亦解。譬如滂沱大雨，高低原隰无不沾足，既鲜燥竭之虞，宁有咳嗽之患？倘失此不治，或治而不补益其肺肾，转盼而毛瘁色弊，筋急爪枯，咳引胸背，吊疼两胁，诸气膹郁，诸痿喘呕，嗌塞血泄，种种危候，相因俱见矣。又用何药以救其焦枯哉！此症用夜露饮亦妙：熟地、麦冬、芡实各一两，山茱萸五钱，贝母五分，水煎服。十剂痊愈。

“人有久病咳嗽，吐痰色红，有似呕血而实非血也，盗汗淋漓，肠鸣作泄，午后发热。人以为肾经之邪火大盛，将欲肾邪传心也，谁知是脾邪之将传于肾乎？此症初因肾水干枯，肾经受邪，肾乃传心，故发热而夜重，未几心邪传肺，故咳嗽而汗泄；未几肺邪传肝，故胁痛而气壅；未几肝邪传脾，故肠鸣而作泄。今既盗汗淋漓，肠鸣作泄，乃肺邪不传肝而传脾也。邪不入肾肝，尚有可生之机，亟宜平肝滋肾，使邪不再传，则肝平而不与肺为仇，肾滋而不与心为亢；再益之健脾之品，使脾健而不与肾为耗，自然心火不刑肺而生脾，脾气得养而肺气更安矣。方用转逆养肺汤：白芍五钱，麦冬三钱，茯苓三钱，玄参二钱，熟地五钱，山茱萸五钱，北五味二钱，车前子二钱，地骨皮三钱，丹皮三钱，牛膝一钱，破故纸五分，贝母一钱，水煎服。连服十剂而气转，再服十剂而痰变为白，再服十剂而泄止，肠亦不鸣也。此方本非止泻之药。盖泄成于阴虚，补其阴而泄自止，阴旺则火息不去烁金，金安则木平不去克土，所以消痰而化其火炎之色，止泄而撤其金败之声，故肠鸣、盗汗尽除，而咳嗽亦愈矣。此症用止传汤亦妙：熟地二两，玄参、百合各一两，白芥子二钱，荆芥（炒黑）一钱，茯苓三钱，沙参三钱，地骨皮五钱，桑叶十五片，水煎服。十剂轻，三十剂愈。

"人有春暖夏热，则安然不嗽，一遇秋凉，即咳嗽不宁，甚至气喘难卧，人以为肌表之疏泄也，谁知是郁热之难通乎？夫人身之气血，流通于肌肉之内，则风邪不得而入。唯气血闭塞不通，而邪转来相侮，凝滞而变为热矣。盖春夏之间，皮肤疏泄，内热易于外宣。秋冬之际，皮肤致密，内热难于外发，所以春夏不咳嗽，而秋冬咳嗽也。倘不治其郁热之本，而唯用发散之品，徒虚其外，愈不能当风寒之威，徒耗其中，益转增其郁热之势，均失其治之之法也。所贵攻补兼施，既舒其内郁之热，而复疏其外入之寒，则本既不伤，而末亦易举也。方用：当归五钱，大黄一钱，贝母二钱，天花粉三钱，薄荷二钱，荆芥二钱，甘草一钱，白术三钱，陈皮三分，神曲五分，黄芩二钱，桔梗二钱，水煎服。连服四剂，秋冬之时断无咳嗽之症矣。盖大黄走而不守，用之于祛火消痰之中通郁最速，又得当归之补而不滞，白术之利而不攻，同队逐群，解纷开结，内外两益矣。此症用郁金丹亦甚效：白芍、桔梗各三钱，抚芎二钱，白芥子、茯苓、生地各三钱，甘草、款冬花各一钱，水煎服。一剂轻，二剂愈。”

## 十四、《证治汇补》主张治咳分新久，用药有宜忌

### （一）提出各病因、各脏腑病变所致咳嗽的证候特点

清代的李用粹在《证治汇补》中系统描述了不同病因及不同脏腑病变所致咳嗽的证候特点。

（1）内因咳嗽的证候特点，即“肺居至高，主持诸气，体之至清至轻者也，外因六淫，内因七情，肺金受伤，咳嗽之病从兹作矣。其火郁咳者，有声无痰，咳必连声；湿痰咳者，咳动有痰，痰出嗽止；食积痰嗽，面色青黄，五更转甚，吐痰如胶；瘀血嗽者，胸中窒碍，喉间腥气，或带黑血；胃火嗽者，口渴善饥，面赤脸热，午前尤甚；阴虚嗽者，五心烦热，气从下升，午重夜甚；劳伤嗽者，干咳无痰，喉痒声哑，痰中见血；停水嗽者，胸满头汗，怔忡吐涎，水逆不入；肺胀嗽者，喘急气粗，或左或右，则眠不得；有嗽久而成肺痈肺痿者，必云门、中府引痛，咯吐脓血，腥秽异常”。

（2）外因咳嗽的证候特点，即“咳谓无痰而有声，肺气伤而不清也，嗽谓无声而有痰，脾湿动而生痰也，咳嗽谓有声有痰，因伤肺气复动脾湿也。但风伤肺者，咳则鼻塞声重，口干喉痒，语未竟而咳；寒伤肺者，咳则胸紧干哑，凄怆怯寒，或遇寒则发；暑乘肺者，咳则口燥鼻干，面赤心烦，声嘶吐沫；湿乘肺者，咳则身重首蒙，自汗溺涩，骨节烦疼。此皆

暴病感邪，必兼头疼身热表症”。

（3）五脏劳咳的证候特点，即“疲极伤肝，咳而左胁引痛；劳神伤心，咳而咽干咯血；劳力伤脾，咳而气短无力；叫呼伤肺，咳而呕吐白沫，口燥声嘶；房劳伤肾，咳而腰背引痛，寒热夜发”。

### （二）提出咳嗽的脉法、不同治则、死候与用药

（1）脉法：“咳必先审肺脉虚实。实者浮大有力，若沉而滑，则痰气盛也。虚者弦大无力，若沉细带数，则火郁极也。久咳虚羸，脉弱者生，实牢大数者死，浮软者生，沉紧匿者死。”

（2）治疗方面，李用粹强调内外分治，肺脾肾同调，随症施治，灵活用药。

治分肺脾：“因咳而有痰者，咳为重，治在肺；因痰而致嗽者，痰为重，治在脾。”

治分内外：“治表者，药不宜静，静则留连不解，变生他病；忌寒凉收敛，当以辛甘散邪。内虚者，药不宜动，动则虚火不宁，燥痒愈甚，忌辛香燥热，当以甘寒润肺。”

治分四时：“春气上升，润肺抑肝，夏火炎上，清金降火，秋湿热甚，清热泻湿，冬风寒重，解表行痰。”

治分新久：“新咳有痰者，属外感，随时解散，无痰者，是火热，只宜清之；久咳有痰者，燥脾化痰，无痰者，清金降火。盖外感久则郁热，内伤久则火炎，俱宜开郁润燥。今人但知肺主皮毛，一遇外感风寒，疏散之外，牢不可破，殊不知久则传里，变为郁咳，遂成痨瘵，多由不分内外所因新

久之异。夫形寒饮冷，新咳痰稠，固宜温寒散湿，若夫气动火炎，久咳无痰，当清热润燥。而温寒散湿之剂，又在所禁矣。常见痨症之发，每由咳嗽，治者不究其源，印定伤风，屡用辛温，发热自汗，食少便稠，卒成不救者有之。”

火忌发散：“有肺伏火邪，腠理不闭，风邪易乘，遇感频发者，当兼清火，若数行解散，则重亡津液，邪蕴而为肺疽肺痈。不可不慎。”

邪忌补涩：“肺为娇脏，易寒易热，虽参、芪、术、草，甘温平补，唯气虚最宜，若肺热有火，及风寒初盛者，不可骤用。至于乌梅、粟壳、兜铃、五倍，尤不可遽进，恐致缠绵不已。”

肾虚滋肾：“咳嗽烦冤，肾气之逆，以肾为藏气之脏也，凡咳嗽动引百骸，自觉从脐下逆奔而上者，乃肾虚气不归原。宜所服药中，加补骨脂、五味子以敛之。”

脾虚补脾：“脾为黄婆，交媾水火，会合金木者也，久咳曾经泻肺，及房劳饥饱，以致脾肺虚而饮食少者，只理脾而咳自止。”

（3）死候：“咳嗽面白，咽疮失音者死；上气喘急，面肿抬肩，身热不眠者危；脉滑手足温者生，脉涩四肢寒者死；咳而呕，腹满泄泻，脉弦急欲绝者死；咳而脱形，身热脉小坚急以疾为逆；嗽而加汗者死；嗽而下泄上喘者死。”

（4）用药：“有余咳嗽，主以二陈汤，风加羌活、防风、前胡、紫苏，寒加麻黄、杏仁、葱白、金沸草，热加黄芩、山栀、桑皮，湿加苍术、防己、赤茯苓，食积嗽者加山楂、枳壳，气滞咳者加苏子、桔梗；不足咳嗽，主以二冬二母汤，火咳加款冬、玄参、黄芩，痰嗽加瓜蒌、桑皮、苏子，郁加苦梗、紫菀、枇杷叶，劳嗽加参、芪、芍药，见血加阿胶、紫菀，滋阴加丹皮、黄柏。若夫脾泄者，以异功散加石斛、五味、百合、苡仁；肾虚者，以六味汤加麦冬、五味、枇杷叶；水寒射肺成咳者，五苓散；痰火入肺成咳，面浮者，粉黛散；肺中有虫者，润肺丸。大抵肺位最高，针石不能及，药饵不能到，唯桔梗能载诸药入肺，须临卧时细细咽下，方能入肺。”

## 十五、《医碥》以火燥立论细说咳嗽

### （一）以火燥立论

对于咳嗽，清代医家何梦瑶以火燥立论，如其所著《医碥》曰：“火刑肺金，燥痒不能忍因咳。咳因痒，痒因火燥，是咳必有火，然有虚实之分，不可概用寒凉。嗽因于痰，痰本脾湿，脾热则湿蒸为热痰，脾寒则湿泛为寒痰。热者挟火作痒，而咳嗽并见；寒者无火不作痒，但嗽出其痰而已。故古人分有声无痰为咳（非必无痰也，以咳因于痒，不因于痰，故不言痰也），有痰无声为嗽（非必无声也，以嗽本欲出其痰，非因火逆作声，故不言声也），有声有痰为咳嗽也。分外感内伤二证，皆以肺为主。外感邪从皮毛入，皮毛者肺之合也，皮毛受寒则汗孔为寒所凝闭，而肺气内郁成热；或皮毛受热，亦传入于肺而肺热，此固以肺为主。若内伤火炎，火性亲上，不论何脏腑之火，皆得上干于肺，故亦以肺为主也。”

### （二）提出“外感以有咳嗽为轻”“内伤以有咳嗽为重”

外感以有咳嗽为轻，即“盖肺气虽郁，尚能通也，故鼻流清涕，鼻痒而嚏，喉痒而咳。若郁甚，热壅不能上通，则鼻干且塞，无喷嚏咳嗽之证矣。盖郁不甚者，尚欲外散与上通；甚则不外散而内攻，不上通而下郁也”。而内伤以有咳嗽为重，如“肝肾之火，其初止病下焦，未遽上干也。久而炎炽，乃及于肺，则病重矣……伤风，消风宁嗽汤。肺火素盛之人，易于伤风，以肺有火则常汗出腠开，邪易入。又内火盛，略被遏郁即热也，治宜解表兼清其火。《金匮》咳而上气，喉中水鸡声（痰饮与气相触成声），射干麻黄汤。上气肺胀，喘，目如脱（谓喘咳之甚，目突欲出也），脉浮大，越婢加半夏汤。上气喘而急躁属肺胀，欲作风水（详肿胀门），发汗则愈，小青龙汤（见痰）加石膏。咳而脉浮者，浓朴麻黄汤（以散外邪）；脉沉者，泽漆汤（以逐内饮）”。

### （三）明确了时行咳嗽的特点及证治

何梦瑶在《医碥》中阐述了时行咳嗽的临床表现及治疗，即“时行咳嗽，发热恶寒，鼻塞气急，初病即伏枕，一二日即轻，俗名虾蟆瘟，参苏饮（见发热）加细辛五分”。

### （四）论述了不同情况下咳嗽的辨证论治

《医碥》中论述了风寒湿热等不同情况下咳嗽的辨证论治，如“外感风寒，失于解表，久不愈，因而咳血。医误以劳证治之，清金降火，频进寒凉，外寒未解，内寒又生，缠绵日久，遂致委顿，假劳变成真劳（俗云伤风不愈变成劳者，此也），此最当察。《医贯》云：肺经受寒，血凝不行，咳嗽随痰而出，其人必恶寒，其脉必紧，其血必有或紫或黑数点（此亦有火证，不可执），用麻黄桂枝汤，微汗而愈者数人。盖汗与血一物也，夺血者无汗，夺汗者无血，若作阴虚火动治，殆矣。感风者鼻塞声重，伤冷者凄清怯寒，挟热则烦躁，受湿则重滞，有血则膈间腥闷，停水则心下怔忪。夏月火盛，宜滋水清金，黄连必用。感湿者，身体重痛，小便不利，或有汗，白术酒（见中湿）。秋燥宜润，杏仁、瓜蒌之属。有冷热相兼者，因增减衣服，寒热俱感，遇乍寒亦咳，遇乍热亦咳，饮热亦咳，饮冷亦咳（肺火素盛者亦如此），宜金沸草散、消风散（见头痛）合煎，或款冬花散，以薄荷叶代麻黄。声暴哑者寒包火也，宜辛凉解散。有痰壅于肺者，金实则不鸣也，必清肺中邪滞，清咽宁肺汤。咳而声嘶，杏仁煎、润肺丸、清音丸。有热咳失声咽疼，多进冷剂而声愈不出者，生姜汁调消风散（见头痛），少少与之。然失音非独实证有之，宜审察，佐以橄榄丸，含化，仍浓煎枇杷叶散（见中暑），热服”。

### （五）提出外感咳嗽、内伤咳嗽的治疗方法

包括治疗总则及随证加减，即“凡外感风寒，治宜辛散，所谓肺欲辛也。若发散太过，或形气病气俱虚，即宜补。内伤者，阴虚火旺，治宜甘润，最忌辛香，所谓气病毋多食辛也。然虚中有实者，亦宜行滞。火郁肺经气分，喘咳面肿，身热无痰，泻白散（见发热）。若面赤咳出血，是火郁血分，加黄芩、生地；内热甚者，加黄连；咳急呕逆胁痛者，肝火也，加青皮、青黛等；若喘而面浮不得卧者，是有痰饮水

气，加苦葶苈以泻之。肺燥宜润，二冬、贝母、阿胶、鸡子清之属。痰因燥难出，加瓜蒌仁；喘，加杏仁。动则喘满气急者，肺胀也（甚则胸高骨昂），或左或右，不得眠，此痰夹瘀血，碍气为病，四物汤（见血）加桃仁、诃子、青皮、竹沥、姜汁、韭汁之属。壅遏不得眠者，难治。咳久肺胀，宜收敛，诃子为主，佐以海石、香附（童便浸三日用）、瓜蒌仁、青黛、半夏曲、杏仁、姜汁，蜜调噙之。（初病外感肺胀，见前《金匮》二条，忌收敛，凡诃子、五味、五倍、乌梅、粟壳等，皆收后之品，初病切勿用也）”。

**（六）提出特殊类型咳嗽的证治**

（1）痰嗽：“痰嗽，痰出嗽止。痰甚者外作寒热，痰多而清为寒实，多而稠黏为热实，并壅闭正气。寒实者透罗丹，热实者泻肺丸。痰积非青黛、瓜蒌不除。凡咳嗽面赤，胸腹胁常热，唯足有凉时，脉洪，热痰在胸膈也，小陷胸汤（见胸痛）、礞石滚痰丸（见痰），或用张子和法吐下之尤快。面白悲嚏，或胁急胀痛，脉沉弦迟细者，寒痰在胸腹也，半夏温肺汤。”

（2）食积嗽：“食积痰作嗽发热者，半夏、南星为君，瓜蒌、莱菔子为臣，青黛、石碱为使。食积人，面青白黄色不常，面上有如蟹爪路，一黄一白者是。”

（3）酒嗽：“治酒嗽，青黛、瓜蒌，蜜丸噙，救肺。饮冷热酒，或冷水伤肺致咳，紫菀饮。饮酒伤肺痰多，瓜蒌、杏仁、青黛、黄连为丸，竹沥煎入韭汁吞之。若虑太寒遏火，先以辛散之，后以酸收之，甚者吐之，后与五苓（见伤湿）、甘露（见霍乱）等胜湿去痰之剂。《医贯》谓：肺为娇脏，畏热畏寒，火刑金固咳（肾水虚火上炎者，六味丸），水冷金寒亦嗽（若肾火虚，下焦寒，逼火上浮乘肺，肺热而咳。虽不可云金寒，然是虚热，亦同寒治，八味丸）。有脾胃先虚，不能制水，水泛为痰，乘肺而嗽者；又有初虽心火刑金，因服寒凉伤脾，肺虚而嗽者，须用六君子（见气）加炮姜以补脾肺，八味丸（见虚损）以补土母。又谓：王节斋云，酒色过度损伤真阴者，不可服参。此说大是误人。予遇此证，先以六味（见虚损）壮水降火，随以参救肺，使金水相生而愈。世之用寒凉者固非，知用参而不知先壮水者亦非，致阳火旺而阴愈伤，乃不识先后着也。凡咳嗽动引百骸，觉气从脐下逆奔而上者，肾虚气不归原也，安肾丸等。"

（4）劳嗽："劳嗽，有因久咳嗽而成劳者，有因病劳而咳嗽者，其证寒热往来，或独热，潮热盗汗，咽喉干痛，精神疲困，痰或浓或淡，或带血腥，语言不出，保和汤、滋阴清化丸、五汁膏，并可用。干咳无痰，乃火郁之证（不得志之人多有之），用苦梗开之（逍遥散更妙）。次用滋补之剂，四物汤（见血）加炒柏、竹沥等。不已则成劳。经年累月服药不瘥，余无他证，却与劳嗽不同，宜保肺，一味百部膏、桑枝煎、必效散、噙化丸，并可用。凡咳嗽上半日多，阳火也（阳火旺于阳时）。痰稠黄，二陈（见痰）加贝母、石膏、竹茹。下半日多，阴火也，起于下焦，痰青黑黏滞，四物汤（见血）加炒柏、知母，或知柏八味丸。黄昏咳多，火气浮于肺也（肺气当降时而不得降，火浮故也），不宜凉药，当以五味、五倍等敛而降之。又黄昏睡熟中，忽嗽痰数口，食积痰也，睡则脾静不运，故痰停于内而嗽。前证火咳，此证痰嗽也。二陈（见痰）、山楂、麦芽，消导自已。五更清晨嗽，亦为痰停（理详痰门）。咳亦属火，火空则发也（每日寅时，气血注肺，其时空心，无所阻碍，故火随气乘空上浮），二陈加黄芩、桔梗、桑皮。日轻夜重，属阴虚，二陈加当归。”

## 十六、《杂症会心录》详论时气咳嗽

### （一）论述了时气咳嗽与普通咳嗽的不同

清代汪蕴谷在《杂症会心录》中较为系统地论述了时气咳嗽与普通咳嗽的不同：“今夫天之杂气有各种，人之感受有重轻，其来也无时，其著也无方，有触之者，各随其气而为诸病焉。如秋冬之交，咳嗽一症，遍于四方，延门合户，众人相同者，此皆时行之气，即杂气为病也。”

时气咳嗽初起时的临床表现为“恶寒发热，咳嗽咽干，鼻塞声重，头痛身痛，脉浮而数，或细而数。医家守五运六气之说，谓此症为风寒所中，而用药多不效，是以不明气之所至无时，所著无方，而混施误人也。岂知寒热之候，乃杂气中之一种，较厉气疫病为稍轻，认症不确，而治不合法，病安有不转轻为重者哉”，由此可见，时气咳嗽与普通咳嗽不同。

### （二）论述了时气咳嗽的辨证用药

对于时气咳嗽的辨证用药，汪蕴谷认为，“盖肺属太阴，居高位，而金体本燥，通肾气而子母相生，唯肾阴素亏之辈，肺脏阴液必虚，坚刚之体，更多燥气，加以秋冬令节，雨泽愆期，天之燥气生而外入，肺之燥气动而内发，两相感召，热则风生，肺金畏火，内则咳嗽之症见，肺主皮毛，外则寒热之候作矣。治法甘桔汤加何首乌、玉竹、贝母、黑豆、枇杷叶、麦冬、桑叶、丹皮、地骨皮、梨汁之属，清肺热而润肺燥，俾外入之燥气自解，内发之燥气自平。若不明寒热咳嗽之由，混投辛温发散之药，将见肺愈燥而愈咳，肺愈咳而愈喘，是所谓火上添油者矣。如进前药不应，则用六味汤除山萸加麦冬、沙参、童便、梨汁之属，壮水保金，益阴退热，无不立效。如体素阳虚，则用六味汤加枸杞、杜仲、炙甘草、胡桃肉之属，甘润养阴，甘温养阳，方为两全”。

对于时气咳嗽的治疗禁忌，《杂症会心录》曰：“倘素有咳血之患，哮咳之疾，及产后老人病患，而忽感此症，表散妄用，则无有不丧命者也。嘉言喻氏，谓秋伤于燥，上逆而咳，发为痿厥，燥病之要，一言而终，只以误传燥病为伤湿而解者，竟以燥病为湿病，遂至经旨不明，今一以论之。而燥病之机，了无余义，真独开门户，破千古之聩聩矣。夫天之燥气入肺，金伤而受火刑，化刚为柔，燥极生痒，不咳不已，如以燥治燥，恬于操刃，曾罔顾阴气消亡之旨耶。《内经》曰：秋伤于燥，冬生咳嗽。又曰：必先岁气，毋伐天和。司命者，其可不知天时人事之理，而徒泥于辛甘发散之法，竟祸人于反掌间哉。”

## 第二节 咳嗽的辨治要点

咳嗽是内科中最为常见的疾病之一，发病率甚高。据统计，慢性咳嗽的发病率为3%~5%，在老年人中的发病率为10%~15%。各种外感或内伤因素，导致肺失宣肃，肺气上逆，均可引起咳嗽。中医中药治疗本病有明显的优势，积累了丰富的治疗经验。

咳嗽既是独立性的疾病，又可能是多系统、多种疾病的一个症状。传统上，讨论咳嗽时均以讨论独立的咳嗽为主，但人体的各个脏腑是相互协调、相互影响的，不可能完全各自独立开来进行诊治。因此，本书将在传统的辨证论治的基础上讨论不同系统的疾病引起的咳嗽，或者说讨论不同疾病出现以咳嗽为主要症状的阶段时的中医辨证治疗。

### 一、病因病机

对于咳嗽，目前主要是以外感咳嗽与内伤咳嗽进行分类，外感咳嗽的病因为外感六淫之邪，内伤咳嗽的病因为饮食、情志等因素致脏腑功能失调，内生病邪。外感咳嗽与内伤咳嗽均是病邪引起肺气不清，失于宣肃，肺气上逆所致。

#### （一）外因

肺居高位，主皮毛，由于气候突变或调摄失宜，外感邪气不论从口鼻还是皮毛侵入，均可使肺气被束，肺失肃降，从而引起“金实不鸣”，诱发咳嗽。所以《河间六书·咳嗽论》说：“寒、暑、湿、燥、风、火六气，皆令人咳嗽。”由于四季气候不同，因而人体所感受的致病外邪亦有差别。但风为百病之长、六淫之首，其他外邪多随风邪侵袭人体，所以外感咳嗽常以风为先导，或挟寒，或挟热，或挟燥，故《景岳全书·咳嗽》认为：“外感之嗽，必因风寒。”

### （二）内因

饮食、情志、肺脏自病、他脏病及肺均可能引起咳嗽。脾为生痰之源，肺为储痰之器，饮食不当，或生冷不节，过食肥甘厚味，损伤脾胃，致痰浊内生，上干于肺，阻塞气道，或者嗜食烟酒，内生火热，熏灼肺胃，灼津生痰，可致肺气上逆而作咳。情志不舒，肝郁化火，木火刑金，致肺失肃降亦作咳。心主血脉，肺主治节，心脉瘀阻，肺络不畅，通气功能下降，咳嗽自生。肺肾金水相生，肾精不足，子盗母气，肺气失纳则咳嗽内生；肾阳不足，寒饮内生，凌心射肺也可致咳。

肺脏自病者，常由肺系疾病日久，迁延不愈，耗气伤阴，肺不能主气，肃降无权而肺气上逆作咳，或肺气虚不能布津而成痰，或肺阴虚，虚火灼津为痰，痰浊阻滞，肺气不降而上逆作咳。

## 二、辨证论治要点

### （一）传统的辨证论治

自从张景岳提出将咳嗽按外感、内伤进行辨证治疗以来，多数文献均按这种分类方法进行分型施治。目前通行的做法也是将咳嗽分为外感咳嗽和内伤咳嗽两大类进行辨证论治。

**1. 外感咳嗽**

**1）风寒袭肺**

**主要症状：**咳声重浊，喉痒，咳痰稀薄色白。

**次要症状：**鼻塞，流清涕，头痛，肢体酸痛，恶寒发热，无汗。

**舌象：**舌苔薄白。

**脉象：**脉浮或浮紧。

**治法：**疏风散寒，宣肺止咳。

**方药：**三拗汤合止嗽散。方中以麻黄、荆芥疏风散寒，杏仁宣肺降气，紫菀、白前、百部、陈皮理肺祛痰，桔梗、甘草利咽止咳。咳嗽较重者，加金沸草祛痰止咳；咽痒甚者，加薄荷、蝉蜕祛风止痒；鼻塞声重者，加辛夷花、苍耳子宣通鼻窍；挟痰湿，胸闷、苔腻者，加半夏、茯苓、厚朴燥湿化痰；表证较重者，加防风、紫苏叶疏风解表；表寒未解，里有郁热，咳嗽音嗄，气急似喘，痰黏稠，口渴心烦者，加生石膏、桑白皮、黄芩以清里热。

**2）风热犯肺**

**主要症状：**咳嗽咳痰不爽，痰黄或黏稠，喉燥咽痛。

**次要症状：**恶寒发热，头痛，鼻流黄涕，口渴。

**舌象：**舌苔薄黄。

**脉象：**脉浮数或浮滑。

**治法：**疏风清热，宣肺止咳。

**方药：**桑菊饮。方中桑叶、菊花、薄荷疏风清热，桔梗、杏仁、甘草宣降肺气、止咳化痰，连翘、芦根清热生津。咳嗽明显者，加前胡、枇杷叶、浙贝母化痰止咳；表热甚者，加金银花疏风清热；咽喉疼痛、声音嗄哑者，加射干、牛蒡子、板蓝根清热利咽；咳痰黄稠、肺热甚者，加黄芩、知母、石膏清肺泻热；风热伤络，痰中带血丝者，加白茅根、生地黄凉血止血；热伤肺津，咽燥口干者，加沙参、麦冬清热生津；夏令暑湿明显者，加滑石、通草、鲜荷叶以清解暑热。

**3）风燥伤肺**

**主要症状：**喉痒干咳，无痰或痰少而粘连成丝，咳痰不爽。

**次要症状：**痰中或带血丝，咽喉干痛，唇鼻干燥，口干，鼻塞，头痛，微寒。

**舌象：**舌质红干而少津，苔薄白或薄黄。

**脉象：**脉浮。

**治法：**疏风清肺，润燥止咳。

**方药：**桑杏汤。方中桑叶、淡豆豉疏风解表、清宣肺热，杏仁、贝母化痰止咳，南沙参、梨皮、栀子清热润燥生津。表证明显者，加薄荷、荆芥疏风解表；津伤较重者，加麦冬、玉竹滋养肺阴；肺热较明显者，可加生石膏、知母清肺泻热；痰中带血丝者，加生地黄、白茅根清热凉血止血。

凉燥伤肺咳嗽，表现为干咳，少痰或无痰，咽干鼻燥，兼有恶寒发热，头痛无汗，舌苔薄白而干等。用药当以温润为原则，用杏苏散加减。药用紫苏叶、杏仁、前胡辛以宣散，紫菀、款冬花、百部、甘草温润止咳。若恶寒重、无汗，可加荆芥、防风以解表发汗。

2. 内伤咳嗽

1）痰湿蕴肺

**主要症状：**咳嗽反复发作，咳声重浊，痰多，痰黏腻或稠厚成块，色白或带灰色。

**次要症状：**胸闷气憋，体倦，脘痞，腹胀，大便时溏。

**舌象：**舌苔白腻。

**脉象：**脉濡滑。

**治法：**燥湿化痰，理气止咳。

**方药：**二陈汤合三子养亲汤。方中半夏、茯苓燥湿化痰；陈皮、甘草理气和中；白芥子温肺利气、快膈消痰；紫苏子降气行痰，使气降则痰不逆；莱菔子消食导滞，使气行则痰行。可加桔梗、杏仁、枳壳以宣降肺气。胸闷者，加苍术、厚朴健脾燥湿化痰；寒痰较重者，加干姜、细辛以温肺化痰；脾虚明显者，加党参、白术以健脾益气；兼有表寒者，加紫苏、荆芥、细辛解表散寒。

2）痰热郁肺

**主要症状：**咳嗽气促，痰多黏稠或为黄痰，咳吐不爽。

**次要症状：**或痰有热腥味，或咳吐血痰，胸胁胀满，或咳引胸痛，面赤，或有发热，口干。

**舌象：**舌苔薄黄腻，舌质红。

**脉象：**脉滑数。

**治法：**清热肃肺，化痰止咳。

**方药：**清金化痰汤。方中黄芩、知母、栀子、桑白皮清泄肺热，茯苓、贝母、瓜蒌、桔梗、陈皮、甘草化痰止咳，麦冬养阴润肺止咳。咳吐脓痰或痰有热腥味者，加鱼腥草、金荞麦根、冬瓜子等清化痰热；便秘者，加葶苈子、玄明粉泻肺通腑化痰；痰热伤津，咳痰不爽者，加北沙参、麦冬、天花粉养阴生津。

**3）肝火犯肺**

**主要症状：**咳逆阵作，咳时面赤，痰黏难咳，咳引胸胁胀痛。

**次要症状：**咽干口苦，症状可随情绪波动而增减。

**舌象：**舌红，舌苔薄黄少津。

**脉象：**脉弦数。

**治法：**清肝泻火，化痰止咳。

**方药：**黛蛤散合黄芩泻白散。方中青黛、蛤壳清肝化痰，黄芩、桑白皮、地骨皮清泻肺热，粳米、甘草和中养胃。火盛者，加栀子、牡丹皮清肝泻火；胸闷气逆者，加葶苈子、瓜蒌、枳壳利气降逆；胁痛者，加郁金、丝瓜络理气和络；痰黏难咯者，加海浮石、贝母、冬瓜子清热豁痰；咽燥口干者，加北沙参、百合、麦冬、天花粉养阴生津。

**4）肺阴亏耗**

**主要症状：**干咳，咳声短促，痰少黏白。

**次要症状：**或痰中带血丝，或声音逐渐嘶哑，口干咽燥，常伴有午后潮热，手足心热，夜寐盗汗，口干。

**舌象：**舌质红少苔，或舌上少津。

**脉象：**脉细数。

**治法：**滋阴润肺，化痰止咳。

**方药：**沙参麦冬汤。方中沙参、麦冬、玉竹、天花粉滋阴润肺止咳，桑叶轻清宣透散燥热，甘草、白扁豆补土生金。咳剧者，加川贝母、杏仁、百部润肺止咳；气促者，加五味子、诃子敛肺气；咳吐黄痰者，加海蛤粉、知母、瓜蒌、竹茹、黄芩清热化痰；痰中带血丝者，加栀子、牡丹皮、白茅根、白及、藕节清热凉血止血；低热、骨蒸潮热者，酌加功劳叶、银柴胡、青蒿、白薇等清虚热；盗汗者，加糯稻根须、浮小麦等敛汗。

### （二）特殊情况下的证治

临床上咳嗽的病机往往错综复杂，不是单一病因所致，辨证时可有外感与内伤并存、虚实并见、寒热错杂等，治疗也就不可能以一方、一法取效，需要随证施治，注意变通。

#### 1. 外感与内伤并存

多数医家认为外感咳嗽忌敛涩留邪，当因势利导，俟肺气宣畅则咳嗽自止；内伤咳嗽应防宣散伤正，注意调理脏腑，顾护正气。但很多咳嗽不能完全判别为外感咳嗽或内伤咳嗽，因此不能单纯以外感咳嗽或内伤咳嗽论治。如感冒后的咳嗽，患者的鼻塞、流涕、咽痛等感冒症状基本消除了，但咽痒、咳嗽等久久不清，此时既有余邪未尽（痒自风来，咽痒是风邪未除的表现）的表现，更有正气受损的可能（肺脾气虚），还有治疗不当、药物损伤正气的因素，如过度使用清热解毒中成药，大量使用抗生素等，均易损伤脾胃中焦之气，从而形成邪未尽而正气已伤的状态，因此治疗要兼顾祛邪与扶正，以培土生金、宣肺止咳为主。

另外，对于有糖尿病、高血压等多种基础病的老年人来说，其体质本已虚弱，脏腑功能低下，外邪容易入侵，偶尔感受外邪，就可能形成咳嗽，这类咳嗽也不能单纯以外感咳嗽或内伤咳嗽论治，而应在扶正固本的基础上适当给予祛邪。所以《医宗必读》中说："自表而入者，病在阳，宜辛温以散邪，则肺清而咳愈；自内而生者，病在阴，宜甘以壮水，润以养金，则肺宁而咳愈。大抵治表者药不宜静，静则留连不解，变生他病，故忌寒凉收敛，如五脏生成篇所谓肺欲辛是也；治内者药不宜动，动则虚火不宁，燥痒愈甚，故忌辛香燥热，如宣明五气篇所谓辛走气，气病无多食辛是也。然治表者虽宜动以散邪，若形病俱虚者，又当补中益气而佐以和解，倘专于发散，恐肺气益弱，腠理益疏，邪乘虚入，病反增剧也；治内者虽宜静以养阴，若命门火衰，不能归原，则参、芪、桂、附在所必用，否则气不化水，终无补于阴也。至夫因于火者宜清，因于湿者宜利，因痰者消之，因气者利之，随其所见之证而调治。老人虚人，皆以温养脾肺为主，稍稍治标可也。若欲速愈而亟攻其邪，因而危困者多矣，慎之！"

**2. 按引起咳嗽的解剖部位辨证**

《素问·咳论》说："五脏六腑皆令人咳，非独肺也。"这说明咳嗽的病变脏腑不限于肺，凡脏腑功能失调影响及肺，皆可引起咳嗽。所以咳嗽的治疗，除直接治肺外，还应从整体出发，注意治脾、治肝、治肾等。随着医学的进步，人类对自己身体结构的认识不断完善，咳嗽的解剖学定位也不断清晰，中医的辨证论治有必要结合现代解剖学的知识，从而提高疗效。

由于鼻炎鼻涕倒流引起的咳嗽，治疗的重点应当是鼻炎，可适当加用辛夷花、苍耳子、白芷等宣通鼻窍的药物，而不是单纯治咳。由于慢性咽炎、声带息肉等咽喉疾病引起的咳嗽，当以射干、诃子、马勃、千层纸等药物利咽为主，而不是宣肺为主。对于慢性咽炎，如表现为有喉中介介然，似有物以梗之，更有咽中如炙脔、如桃李核者，颇滞呼吸，呼吸触之，即偶咳一两声，言语发声多不能畅，必先咳一两声，乃能出言，多属于脾湿不运，浊气上蒸，治宜健脾行滞，疏利大肠，浊气下降即愈。胃食管反流刺激咽喉所致的咳嗽，用药则以降胃气、制酸的枇杷叶、旋覆花、乌贼骨等为重，同时要避免使用皂角刺、桔梗、复方甘草合剂等对胃黏膜有较大刺激作用的药物。咳嗽变异性哮喘则以喉痒、咳嗽为常见症状，其特点是咽喉作痒，继之引起连续性咳嗽，重者可呈痉挛性咳嗽，多为干咳无痰，亦偶有白沫痰，难以咳出；局部检查可见咽及声门区充血，胸部正常。可于辨痰施治的方药中加薄荷、紫苏叶、乌梅，以缓解气管痉挛、止痒。因为喉痒为咳嗽之源，喉痒责之于风邪淫喉，故疏散风邪为基本治则，而薄荷是治疗喉痒咳嗽的良药。

### 3. 辨痰

痰为人身津液所化。脾运乏力，聚湿而成饮，炼液而为痰。痰黄黏稠，坚而成块者，属热痰，因热邪煎熬津液所致。而早上刚起床时，由于痰液长时间积于气道，或者是鼻腔的脓涕倒流入气道，均可出现黄痰，并且比较容易咳出，不能将这种黄痰当成热咳的一种表现，只有出现大量脓痰，并且比较难咳出时才有可能是热痰。痰白而清稀，或有灰黑点者，属寒痰。因寒伤阳气，气不化津，湿聚而为痰。痰白滑而量多，易咳出者，属湿痰，因脾虚不运，水湿不化，聚而成痰，湿痰滑利易出。痰少而黏，难以咳出者，属燥痰。因燥邪伤肺，痰中带血，或咳吐鲜血者，为热伤肺络。

口常流稀涎者，多为脾胃阳虚；口常流黏涎者，多属脾蕴湿热；白色泡沫痰，多为寒饮蕴肺；白色泡沫痰咳时胶黏难出者，为阴虚夹饮；白色透明黏硬呈块状者，为阴虚燥痰；白色夹少许红色者，为寒饮伤及肺络；白色胶黏夹血丝者，为阴虚火旺。痰之清白稀薄，咳之易出，无腥臭气者属寒；痰之黄浊黏稠，咳之难出，具腥臭味者属热。

然有常必有变，仅据痰色之黄白未必能概括其属寒属热也。风温初起，身热畏风，咳嗽口渴，脉浮而数者，痰色必白。这是因为温邪初犯，肺气不宣，内热熏灼，气冲作咳，咳势剧烈而频繁，痰则随咳频出，于肺内停留未久，故皆稀白无腥臭气，外表看似寒痰，实则火盛壅遏所致。如果用温散法治疗，必然加重。应当治以辛凉散解，宣肺清热，慎不可用治寒之法。再如感冒后期，火衰气平，咳嗽渐息，痰出不易，半日一口，黄而稠，此因痰得久留，炼液使然。更有痰饮咳嗽患者，日间痰多色白，状如泡沫，随咳随出，而夜间平卧后稍缓。但等一夜积聚，至第二天早晨，其第一口痰色必黄、质必稠，盖积久使然也。

**4. 辨声音与时间规律**

咳声紧闷，多属寒湿；咳声清脆，多属燥热。咳嗽昼甚夜轻者，常为热为燥；夜甚昼轻者，多为肺肾阴亏。无力作咳，咳声低微者，多属肺气虚。声重又急，连绵不绝，逼迫万状，气不能续，可用仲景小青龙汤法、真武汤法，分有无外感而治之。有清晨咳嗽数十声，吐出浓痰碗许而始安者，此胃中湿热蒸肺也。声如在瓮中者，即《黄帝内经》所谓“声如从室中言，是中气之湿也”，其咳声沉重，治宜宣郁涤湿。亦有寒湿致此者，但其痰较清，其声略急，治宜温健脾土也。有咳嗽甚重，入夜尤甚，不可伏枕者，此肾水上泛，土弱不能行水，水气冲肺也。若夜间咳嗽严重，痰少者为阴虚肺燥，痰多者为寒饮蕴肺。若水气重甚，自下肿，如新卧起者，十枣汤以泻之，轻则用葶苈大枣泻肺汤，但必以附子白术汤善其后，乃无余思也。咳于五更黎明，连绵不绝，声干少痰，喉中燥痒，此乃肾竭肝虚，火升液耗，肺不能自润也。午前咳者，多胃中有火，宜清热泻肺。午后咳者，多阴虚火旺，血分有热，宜养阴退热。黄昏咳者，多阴火上浮，宜滋阴降火。五更咳者，胃有痰火，伏积于内，至火气生养之时，上朝于肺故也，宜清胃涤痰。

# 第二章

# 临证发挥

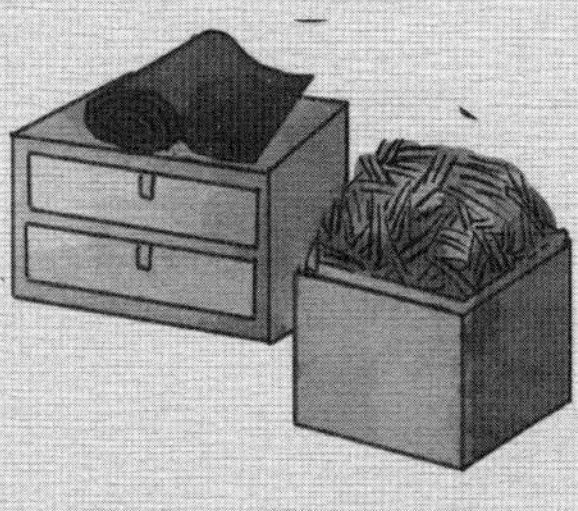

# 第一节　肺性咳嗽

中医认为肺主气，司呼吸，肺的宣发、肃降功能失职，肺气上逆是咳嗽的基本病机。而现代医学则认为肺是人体的呼吸器官，是气体交换的主要场所，咳嗽是人体清除肺、气管内异物及分泌物的重要反射活动。因此，咳嗽是呼吸系统疾病的主要临床表现之一，大多数肺系疾病均可引起咳嗽。

## 一、感冒后咳嗽

感冒后咳嗽（postinfectious cough）是指感冒的急性期症状消失后，仍然迁延不愈的咳嗽，可持续3～8周或更长，胸部X线检查无明显异常，其中以病毒性感冒引起的咳嗽最为常见，又称为“感染后咳嗽”。感冒后咳嗽是亚急性咳嗽最常见的原因，既往有感冒后咳嗽病史和咳嗽敏感性增加的患者更容易发生感冒后咳嗽。感冒后咳嗽常为自限性，多能自行缓解，但也有部分患者咳嗽顽固，甚至发展为慢性咳嗽。

感冒后咳嗽四季均可见，老少皆有，是门诊最多见的疾病之一。研究表明，经历过上呼吸道感染阶段的患者，有11%～25%会患本病；国内各项调查结果表明，感冒后咳嗽占亚急性咳嗽患者的比例为38.1%～66.5%，在亚急性咳嗽的病因排名中居首位。本病有顽固性咽喉发痒、干咳、无痰或少痰等症状，常因运动、吸入冷空气或讲话而诱发加重，单纯西药治疗的效果并不理想，中医药治疗本病有独特的疗效。

## （一）病因病机

### 1. 西医认识

对于感冒后咳嗽病原学的认识，目前认为呼吸道病毒（特别是呼吸道合胞病毒、流感病毒、副流感病毒和腺病毒）、肺炎支原体、肺炎衣原体、百日咳杆菌等是本病的病原体，但其特异性病原体暂未明确。在机制方面，目前尚未完全研究清楚，现有的研究主要以呼吸道慢性炎症为切入点。而在炎症的基础上所阐述的作用机制主要包括呼吸道黏膜损伤、气道高反应、咳嗽敏感性增加等，大多数学者认为感冒后咳嗽的发病机制与气道广泛炎症、气道上皮细胞损伤、气道高反应性、气道神经炎症、β-肾上腺素受体功能改变、M胆碱能受体功能改变、非肾上腺素能非胆碱能神经功能影响等因素有很大关系，后续的神经调节机制学说在此基础上进行了更为深入的探讨和研究。《咳嗽的诊断与治疗指南（2021）》中指出，感冒后咳嗽的患者一般以刺激性干咳为主要临床表现，或伴有少许白黏痰，咳嗽多呈阵发性，遇到冷空气、粉尘、刺激性气体、烟雾或运动可诱发或加重咳嗽症状，表现为“感觉过敏”现象。咳嗽高敏感性是慢性咳嗽重要的临床与病理生理学特征，其机制与瞬时受体电位（transient receptor potential，TRP）通路如瞬时受体电位香草酸亚型1（transient receptor potential vanilloid 1，TRPV1）以及瞬时受体电位锚蛋白亚型1（transient receptor potential ankyrin 1，TRPA1）激活、气道炎症、神经通路及咳嗽中枢的易化有关。咳嗽敏感性增加包括外周咳嗽敏感性增加与中枢咳嗽敏感性增加。中枢咳嗽敏感性增加是慢性咳嗽，特别是难治性慢性咳嗽与咳嗽高敏综合征的重要机制。

### 2. 中医认识

根据本病的临床特点及病因病机，现代不同中医医家又称其为外感咳嗽、风咳、顽咳或久咳等。中医认为本病的主要病机是风邪犯肺，肺气失宣。尽管感冒表证已解，但风邪未尽，肺气宣降失司，故咳嗽迁延不愈。《黄帝内经》中有“皮毛者，肺之合也，皮毛先受邪气，邪气以从其合也”的说法。在治疗上，根据“风善行而数变”“风性轻扬，风盛则挛急”“风邪为患可致痒”的特点，宜采用疏风宣肺法。

本病的病程较长，一般都在3周以上，而久咳耗气伤津，故可症见咳嗽或轻或重，痰黄黏难咳，伴咽干、咽痒、咽痛、大便干结难解等表邪渐解、余热未清、咽喉不利的表现，严重者可出现反复难愈的干咳、久咳，无痰或少痰，痰黏难咳，伴见口咽干燥、咽喉作痒、痒则咳嗽不止、两胁作痛、大便干结难解等气阴两虚、燥邪不尽的症状。除此之外，在治疗感冒的时候，不少人会使用大量的抗生素，这必然会影响患者的脾胃功能，又或者在治疗感冒的时候使用大剂寒凉中草药，从而损伤脾胃的阳气，即《黄帝内经》所谓“其寒饮食入胃，从肺脉上至于肺则肺寒，肺寒则外内合邪，因而客之，则为肺咳”。

因此，中医认为引起感冒后咳嗽的病因病机主要为以下3点：①外邪未尽，留客于肺。因六淫或邪毒使机体卫表失衡，导致疾病产生，在经过治疗后，在表之邪尚未除尽，向内传变则留客于肺，肺失宣肃，气逆而咳。②正气不足，祛邪无力。病久邪伤正气或素体正虚，正气不足，祛邪无力，邪易留伏，肺失宣肃，导致咳嗽。③内外合邪，同干于肺。机体阴阳失衡，脏腑功能失调，外邪引触，内外合邪，肺失宣肃，发为咳嗽。

### （二）诊断

呼吸道感染的急性期症状消失后，咳嗽仍然迁延不愈，持续3~8周，胸部X线检查无明显异常者，称为感冒后咳嗽。患者有明确的急性上呼吸道感染病史。

中医以辨证论治为基本手段，因此，凡是呼吸道感染的急性症状消失后，咳嗽迁延不愈者，皆可按照下述方法进行辨证论治。

### （三）辨证论治

#### 1. 辨证要点

（1）辨虚实。患者有痰多壅盛、舌苔厚腻等邪实表现时，当以祛邪为主；有痰少干咳或神疲乏力等表现时，当治以益气养阴等法，以扶正为主。

（2）辨病程。病程短者，外邪未完全清除，治疗时需注意适当使用解表法；病程长且表证已解除者，则以治疗内伤为法。

#### 2. 分型论治

**1）风邪袭肺，表邪未尽（多见于早期）**

**症状：**咳嗽，咽痒，咳嗽声重，咳痰色白清稀。

**舌象：**舌质淡红，舌苔薄白。

**脉象：**脉浮紧。

**治法：**疏风宣肺，利咽止咳。

**方药：**止嗽散加减。

百部10g，炙甘草10g，紫菀10g，白前10g，陈皮10g，荆芥10g，桔梗10g。

**2）风痰郁肺（多见于中期）**

**症状：**咳嗽甚重，咳痰不爽，痰黏稠或稠黄或白。

**舌象：**舌质红，舌苔薄黄。

**脉象：**脉浮数。

**治法：**疏风开郁，宣肺止咳。

**方药：**小柴胡汤合半夏厚朴汤加减。

柴胡10g，党参15g，姜半夏10g，黄芩15g，大枣10g，炙甘草10g，干姜5g，厚朴10g，茯苓30g，紫苏梗10g，白芍15g，桔梗10g，苦杏仁10g。

**3）肺阴亏耗（多见于后期）**

**症状：**干咳痰少，口干，咽干，大便干结，时有午后低热。

**舌象：**舌质嫩红，苔少。

**脉象：**脉细涩。

**治法：**养阴润肺止咳。

**方药：**麦门冬汤加减。

麦冬30g，姜半夏10g，西洋参或太子参15g，甘草10g。

如痰黄，加黄芩、前胡、浙贝母。

**4）肺脾气虚（多见于后期）**

**症状：**出现反复难愈的干咳、久咳，无痰或少痰，痰黏难咳，伴见口咽干燥，咽喉作痒，痒则咳嗽不止，纳呆，气短。

**舌象：**舌淡或嫩红，苔薄白。

**脉象：**脉细弱。

**治法：**健脾补气，宣肺止咳。

**方药：**六君子汤合二陈汤。

党参15g，白术15g，茯苓15g，炙甘草10g，陈皮10g，姜半夏10g。

脾阳虚者加淫羊藿15g、干姜10g、熟地黄30g，阳虚明显者加熟附子10g。

### （四）其他治疗

#### 1. 指压点穴配合灸法

可用指压点穴配合隔姜灸治疗顽固性外感咳嗽，取肺俞、定喘，辨证配穴。

#### 2. 刺血疗法

选取天突、膻中、中府（双）、大椎、肺俞（双）刺血，3～4日1次，每周2次，1周为1个疗程，共治疗2个疗程。疗程内痊愈的患者可随时停止治疗。

3. 推拿疗法

**常用穴位：**肺俞、大椎、天突、膻中、神阙、足三里。

4. 拔罐疗法

选取肺俞、大椎、脾俞、肾俞、膻中、足三里、涌泉。可用走罐法，沿督脉（大椎至命门）和足太阳膀胱经（风门至大肠俞），按从上到下的顺序进行。

5. 穴位敷贴疗法

取白芥子、延胡索、甘遂、细辛等，打粉后加生姜汁调成稠膏状，敷贴于天突、大椎、风门、肺俞等穴位处，每天敷贴1～2次。

（五）食疗

1. 橄榄冰糖水

橄榄适量捣碎，加入冰糖和水炖20分钟。每天饮用3次。可利咽止咳，润肺清火。

2. 百合蜜

新鲜百合200g、蜂蜜适量，用蜂蜜拌百合蒸软，时时含1片，有津吞咽之。可清肺宁神，治肺脏壅热、烦闷咳嗽。

3. 沙参百合粥

适量沙参、百合，煮粥服用。适用于咳嗽气阴两虚，痰少难咳，咽干舌燥者。

4. 川贝母炖鹧鸪

川贝母5g，鹧鸪1只，炖汤服用。适用于痰黏黄难咳者。

5. 海底椰煲鳄鱼肉

海底椰适量，加鳄鱼肉及猪瘦肉煮汤。适用于咳嗽后期气阴两伤者。

**6. 龙凤汤**

地龙30g，鹧鸪1只（或者老母鸡1/4只），加适量水煮至熟透，喝汤吃肉。适用于体质偏寒的咳嗽患者。

## 二、急性支气管炎性咳嗽

急性支气管炎（acute bronchitis）是由病毒或细菌等微生物感染，或物理、化学性刺激，或过敏因素等引起的支气管黏膜急性炎症，往往继发于上呼吸道感染之后，也常为肺炎的早期表现。急性支气管炎多同时累及气管、支气管，故准确命名应为急性气管支气管炎，临床以咳嗽伴（或不伴）支气管分泌物增多为特征。急性支气管炎往往先有急性上呼吸道感染的症状，如鼻塞、流涕、咽痛、声音嘶哑，后有发热、畏寒、头痛、周身酸痛等全身症状。剧烈咳嗽的出现通常是急性支气管炎发生的信号，开始时干咳无痰，但几小时或几天后出现少量黏痰，稍后出现较多的黏液或黏液脓性痰。明显的脓痰提示多重细菌感染。有些患者有烧灼样胸骨后痛，咳嗽时加重。无并发症的严重病例，发热38.3～38.8℃可持续3～5天，随后急性症状消失（尽管咳嗽可持续数周）。急性支气管炎常见于寒冷季节或气候突变时，也可由急性上呼吸道感染蔓延而来。老年急性支气管炎患者临床表现多不典型，上呼吸道感染症状和全身症状较轻，多无发热及全身症状，或有低热，并发症多，病程较长。

### （一）病因病机

急性支气管炎的病因主要有三个方面：第一个病因是感染，病毒和细菌感染是本病最常见的病因，近年来衣原体、支原体感染也有所增加。第二个病因是过敏反应，花粉、有机粉尘和真菌孢子为最常见的致敏原，蛔虫的幼虫在肺内进行移行以及对细菌蛋白质的过敏也可以导致过敏反应。第三个病因是理化因素，过冷的空气、粉尘、刺激性的气体和烟雾的吸入都可能引起急性支气管炎。其中感染是最主要的病因，而过度劳累、受凉是常见的诱因。

中医认为，急性支气管炎性咳嗽的发生和发展主要是外感所致，属“咳嗽”中的“外感咳嗽”，而脏腑功能失调，肺的卫外功能减弱是引发本病的重要病因。外感六淫，从口鼻或皮毛而入，使肺气被束，肺失肃降，《河间六书·咳嗽论》谓“寒、暑、燥、湿、风、火六气，皆令人咳嗽”，即是此意。由于四时主气不同，因而人体所感受的致病外邪亦有区别。风为六淫之首，其他外邪多随风邪侵袭人体，所以外感咳嗽常以风为先导，或挟寒，或挟热，或挟燥，其中尤以风邪挟寒者居多。张景岳说：“六气皆令人咳，风寒为主。”

中医认为本病的发病常以风为先导，夹有寒、热、燥、湿等邪。本病病变部位主要在肺，因肺主气，司呼吸，上连喉咙，开窍于鼻，外合皮毛，为五脏之华盖，又因肺为娇脏，不耐邪侵。肺卫受邪，肺气壅遏不宣，清肃失司，气机不利，肺气上逆，咳嗽遂发。咳嗽无论是外感还是内伤所致，均可累及肺脏受病，造成肺气不清、失于宣肃，故《景岳全书·咳嗽》说："咳证虽多，无非肺病。"《医学心悟》指出："肺体属金，譬若钟然，钟非叩不鸣，风寒暑湿燥火六淫之邪，自外击之则鸣，劳欲情志，饮食炙搏之火自内攻之则亦鸣。"提示咳嗽是内、外病邪犯肺，肺脏为了祛邪外达所产生的一种病理反应。

外感咳嗽属于邪实，为外邪犯肺，肺气壅遏不畅所致，若不能及时使邪外达，可进一步发生演变转化，表现为风寒化热、风热化燥，或肺热蒸液成痰等情况。

### （二）诊断

急性支气管炎的诊断主要根据病史及临床症状。根据急性起病、咳嗽、咳痰，两肺散在干、湿啰音，白细胞计数正常或稍高，胸部X线检查无异常发现，可作出临床诊断；根据其他辅助检查，如对病毒和细菌的检查，可确定病因诊断。如果病情严重或迁延，可根据指征做胸部X线检查以排除其他疾病或合并症。当存在严重的基础性慢性呼吸道疾病时，应进行动脉血气分析。

### （三）辨证论治

#### 1. 辨证要点

##### 1）辨外感内伤

外感咳嗽，多为新病，起病急，病程短，常伴肺卫表证。内伤咳嗽，多为久病，常反复发作，病程长，可伴见他脏症状。

##### 2）辨证候虚实

外感咳嗽以风寒、风热、风燥为主，均属实，而内伤咳嗽中的痰湿、痰热、肝火多为邪实正虚。阴津亏耗咳嗽则属虚，或虚中夹实。

2. 分型论治

1）风寒袭肺

**主要症状：**咳嗽声重，气急，咽痒，咳痰稀薄色白。

**次要症状：**鼻塞，流清涕，头痛，肢体酸楚，恶寒，发热，无汗。

**舌象：**舌苔薄白。

**脉象：**脉浮或浮紧。

**证候分析：**风寒袭肺，肺气壅塞不得宣通，故咳而声重、气急；风寒上受，肺窍不利，则鼻塞流涕，咽喉作痒；寒邪郁肺，气不布津，凝聚为痰，故咳痰稀薄色白；风寒束表则恶寒发热无汗，邪阻经络则头痛；舌苔薄白，脉浮或浮紧，为风寒在表之征。

**治法：**疏风散寒，宣肺止咳。

**方药：**三拗汤、止嗽散加减。

麻黄5g，苦杏仁10g，甘草10g，桔梗10g，荆芥10g，紫菀15g，百部15g，白前10g，陈皮10g。

**方析：**三拗汤（《太平惠民和剂局方》）和止嗽散（《医学心悟》）均能宣肺止咳化痰。前方用麻黄、杏仁、甘草，重在宣肺散寒，适用于风寒初起闭肺。后方中紫菀、百部润肺止嗽，荆芥、桔梗、甘草、陈皮祛风宣肺、化痰利咽，白前降气祛痰，适用于外感咳嗽迁延不愈，表邪未净，或愈而复发，喉痒而咳痰不畅者。若夹痰湿，咳而痰黏，胸闷，苔腻，加半夏、厚朴、茯苓以燥湿化痰；若热为寒遏，咳嗽音嗄，气急似喘，痰黏稠，口渴，心烦，或有身热，加石膏、桑白皮、黄芩以解表清里。

**2）风热犯肺**

**主要症状：**咳嗽频剧，气粗或咳声嗄哑，喉燥咽痛，咳痰不爽，痰黏稠或稠黄，咳时汗出。

**次要症状：**鼻流黄涕，口渴，头痛，肢楚，恶风，身热。

**舌象：**舌质红，舌苔薄黄。

**脉象：**脉浮数或浮滑。

**证候分析：**风热犯肺，肺气不清，肃降无权，故咳嗽气粗，或咳声嗄哑；肺热伤津则见口渴，喉燥咽痛；肺热内郁，热熬津液为痰，故痰吐不爽，黏稠色黄，鼻流黄涕；风热犯表，卫表不和而见汗出等表热证；正邪相争，闭阻经络，故身热头痛；热邪泄越，腠理疏泄，则见汗出恶风；舌质红，苔薄黄，脉浮数，皆是风热在表之征。

**治法：**疏风清热，宣肺化痰。

**方药：**桑菊饮加减。

---

桑叶10g，浙贝母10g，淡豆豉10g，栀子10g，梨皮10g，杏仁10g，沙参15g。

---

**方析：**桑菊饮（《温病条辨》）能疏风清热，宣肺止咳。方中桑叶、菊花、薄荷、连翘辛凉解表而清风热；桔

梗、杏仁、甘草、芦根宣肺止咳，清热生津。亦可加前胡、牛蒡子以增强宣肺之力。肺热内盛，加黄芩、知母清肺泻热；咽痛、声嗄，配射干、赤芍、胖大海清热利咽；热伤肺津，咽燥口干，舌质红，酌加南沙参、天花粉清热生津；夏令夹暑，加六一散（《伤寒标本心法类萃》，滑石、甘草）、鲜荷叶清解暑热。

**3）风燥伤肺**

**主要症状：**干咳，连声作呛，喉痒，咽喉干痛，唇鼻干燥，无痰或痰少而粘连成丝，不易咳出，或痰中带有血丝，口干。

**次要症状：**初起或伴鼻塞、头痛、微寒、身热等表证。

**舌象：**舌苔薄白或薄黄，舌尖红，舌质红、干而少津。

**脉象：**脉浮数或小数。

**证候分析：**风燥伤肺，肺失清润，故见干咳作呛；燥热灼津则咽喉口鼻干燥，痰黏不易咳吐；燥热伤肺，肺络受损，故痰中夹血。本证多发于秋季，乃燥邪与风热并见的温燥证，故见风燥外客、卫气不和的表证。舌质干红少津，脉浮数，均属燥热之征。

**治法：**疏风清肺，润燥止咳。

**方药：**桑杏汤加减。

桑叶15g，杏仁10g，淡豆豉10g，栀子12g，浙贝母10g，南沙参15g，梨皮30g。

**方析：**桑杏汤（《温病条辨》）清宣凉润，适用于风燥伤津、干咳少痰、外有表证者。桑叶、淡豆豉疏风解表，杏仁、浙贝母化痰止咳，南沙参、梨皮、栀子生津润燥清热。若津伤较甚，配麦冬、玉竹滋养肺阴；热重者，酌加石膏、知母清肺泻热；痰中夹血，配白茅根清热止血。

**（四）其他治疗**

**1. 针灸治疗**

**1）风寒咳嗽**

（1）方一。

**选穴：**以风门、列缺、合谷、肺俞为主。

**随证配穴：**头痛加风池、太阳，形寒无汗加大杼、足三里。

**刺灸方法：**针用泻法，或可加灸。

**方义：**肺俞为肺气所注之处，位邻肺脏，可调理肺脏气机，使其清肃有权，该穴泻之宣肺、补之益肺，无论虚实或外感、内伤咳嗽，均可使用；列缺为肺之络穴，可散风祛邪，宣肺解表；合谷为大肠之原穴，与列缺配合，共奏宣肺解表、止咳之功。

（2）方二。

**选穴：**以手太阴肺经、手阳明大肠经穴为主，取合谷、列缺、肺俞、外关。

**随证配穴：**头痛者加风池、上星，肢体痛楚者加昆仑、温溜。

**刺灸方法：**针用泻法，并可加灸。

**方义：**外关通于阳维，阳维脉主阳主表，故外关可疏泄阳邪，解表散寒。合谷为手阳明大肠经原穴，列缺为手太阴肺经络穴，两穴相配可表里相应，宣通手太阴肺经经气。肺俞可宣肺理气止咳。

（3）方三。

**选穴：**肺俞、尺泽、列缺、风门。

**随证配穴：**咽喉痒加少商放血，鼻塞加迎香。

**刺灸方法：**外感咳嗽以泻邪为主，毫针刺，每天1次，每次留针20～30分钟，10次为1个疗程，寒邪重者可艾灸或拔火罐。

**方义：**肺俞为肺之背俞穴，可宣肺止咳；尺泽乃肺之合穴，"合治内腑"，可宣降肺气，化痰止咳；列缺为肺之络穴，可散风祛邪，宣肺解表。

**2）风热咳嗽**

（1）方一。

**选穴：**以风门、肺俞、鱼际、外关等穴为主。

**随证配穴：**咽痛加少商。

**刺灸方法：**针用泻法。

**方义：**肺俞为肺气所注之处，位邻肺脏，可调理肺脏气机，使其清肃有权，该穴泻之宣肺、补之益肺，无论虚实或外感、内伤咳嗽，均可使用；外关通于阳维，阳维脉主阳主表，故外关可疏泄阳邪；鱼际为肺经荥穴，主治咳嗽等肺系热性病证。

（2）方二。

**选穴：**以手阳明大肠经、手太阴肺经穴为主。取大椎、曲池、尺泽、肺俞。

**随证配穴：**咽喉干痛者，加少商点刺出血；汗出不畅者，加合谷。

**刺灸方法：**针用泻法，大椎、尺泽可用点刺出血法。

**方义：**大椎为诸阳经交会穴，可疏泄阳邪而退热；曲池为大肠经合穴，与肺经合穴尺泽相配，表里相应可疏散热邪；取肺俞清热化痰。

（3）方三。

**选穴：**肺俞、尺泽、列缺、大椎。

**随证配穴：**咽喉痛加少商放血，鼻塞加迎香。

**刺灸方法：**外感咳嗽以泻邪为主，毫针刺，每天1次，每次留针20～30分钟，10次为1个疗程，寒邪重者可艾灸或拔火罐。

**方义：**肺俞为肺之背俞穴，可宣肺止咳；尺泽乃肺之合穴，“合治内腑”，可宣降肺气，化痰止咳；列缺为肺之络穴，可散风祛邪，宣肺解表。

**3）风燥咳嗽**

（1）方一。

**选穴：**以手太阴肺经、足少阴肾经穴为主。取太溪、肺俞、列缺、照海。

**随证配穴：**咳血者，加孔最、血海。

**刺灸方法：**针用平补平泻法。

**方义：**取肾经原穴太溪滋肾阴，使津液上济以润肺止咳；肺俞可宣通肺气而止咳。照海、列缺为八脉交会穴，相配为用，善治喉咙胸膈肺系疾患。

（2）方二。

**选穴：**肺俞、尺泽、列缺。

**随证配穴：**咽喉痒痛加少商放血，鼻塞加迎香。

**刺灸方法：**外感咳嗽以泻邪为主，毫针刺，每天1次，每次留针20～30分钟，10次为1个疗程，寒邪重者可艾灸或拔火罐。

**方义：**肺俞为肺之背俞穴，可宣肺止咳；尺泽乃肺之合穴，“合治内腑”，可宣降肺气，化痰止咳；列缺为肺之络穴，可散风祛邪，宣肺解表。

**2. 推拿治疗**

**1）风寒咳嗽**

**选穴：**天突、中府、身柱、大杼、风门、肺俞、风池、肩井。

**操作方法：**患者取仰卧位。医者以中指揉天突、中府各1分钟；以两拇指由胸骨剑突沿肋弓分推两胁肋部5～10遍；用一指禅推法推身柱、大杼、风门、肺俞，每穴1分钟；用拇指点按风池、风府两穴，每穴操作2～3分钟，以局部酸胀向周围扩散为宜；擦背部膀胱经，以透热为度；拿肩井3分钟，以头部、胸部有轻快感为度。

**2）风热咳嗽**

**选穴：**曲池、合谷、大椎、列缺、太渊、肺俞、尺泽、外关。

**操作方法：**患者取坐位。医者用一指禅推法推尺泽、太渊2～3分钟；按揉列缺、外关、合谷，每穴1～2分钟；用手掌小鱼际推搓大椎、肺俞、背部压痛点各3分钟；用按揉法在曲池、合谷两穴操作3分钟，使推拿感应扩散到整个上肢；拿肩井2分钟。

**3）风燥咳嗽**

**选穴：**丰隆、三阴交、太冲、行间。

**操作方法：**按揉丰隆3分钟；重按三阴交、太冲、行间，使酸胀感沿经脉向上扩散。

**3. 艾灸治疗**

**1）风寒咳嗽**

**选穴：**大椎、风门、肺俞、合谷、列缺、太渊。

**操作方法：**艾条温和灸，每穴15分钟，灸至局部红晕温热为度，每天1次，咳嗽停止、痰液消失后巩固2～3次。

**2）风热咳嗽**

（1）方一。

**选穴：**大椎、肺俞、丰隆、曲池、外关、合谷。

**操作方法：**艾条雀啄灸，每穴10～15分钟，以局部微红为度，每天1次，病愈即止。或用温和灸，距离皮肤2～3cm，患者感觉温热即可，以局部微红为度，每次5～7分钟，每天1次，咳嗽停止、咳痰消失后巩固2～3次。

（2）方二。

**选穴：**肺俞、太渊、足三里、三阴交、太溪。

**操作方法：**艾条温和灸，距离皮肤2～3cm，患者感觉温热即可，以局部微红为度，每穴8～10分钟，每天1次，咳嗽停止、咳痰消失后巩固2～3次。

**3）风燥咳嗽**

（1）方一。

**选穴：** 陶道、风门、肺俞、膏肓、脾俞。

**操作方法：** 艾条温和灸，距离皮肤2～3cm，患者感觉温热即可，以局部微红为度，每穴10～20分钟，每天1～2次，咳嗽停止后巩固3～5次。

（2）方二。

**选穴：** 大椎、天突、风门、膏肓、肾俞。

**操作方法：** 艾炷无瘢痕灸，皮肤感觉灼热即可移走艾炷，每穴5～7壮，每天1～2次，干咳停止后巩固3～5次。

### （五）中成药治疗

#### 1. 风寒咳嗽

可服用风寒咳嗽丸、通宣理肺丸、小青龙合剂、桂龙咳喘宁胶囊、止嗽青果丸、镇咳宁胶囊、止咳宁嗽胶囊等中成药，也可选用复方川贝母精片、通宣理肺片或气管炎丸等。

#### 2. 风热咳嗽

可服用羚羊清肺丸、川贝母枇杷颗粒、枇杷止咳颗粒、感冒止咳颗粒、川贝母清肺糖浆、川贝母止咳露等中成药，也可选用桑菊感冒片、治咳枇杷露、川贝母枇杷糖浆、止咳片等，配合口含藏青果喉片或清咽滴丸疗效更佳。因肺虚引起的外感咳嗽，症见咳嗽痰盛、气促作喘、胸膈不畅、口苦咽干、喉痛音哑、久嗽失眠时，还可选用养肺丸。

### 3. 风燥咳嗽

可服用清金止嗽西瓜膏、秋梨润肺膏、二母宁嗽片等中成药。外感咳嗽日久不愈，但痰不黏、热不甚者，还可选用京制咳嗽痰喘丸、止嗽咳喘宁糖浆、强力枇杷露等，但这类药中含有收敛镇咳药，故外感咳嗽初期均不宜使用。

## （六）食疗

### 1. 风寒咳嗽食疗方

**1）推荐食材**

紫苏、杏仁、生姜、干姜、红糖、桂枝等。

**2）推荐食疗方**

（1）苏杏汤：紫苏、杏仁各10g捣成泥，生姜10g切片，共煎取汁去渣，调入红糖再稍煮片刻，令红糖溶化。每日分两三次饮用。

（2）姜汁糖：生姜10g洗净、切片，用白纱布绞汁去渣。将红糖放入锅内加入姜汁，添少许水。将锅置文火上，烧至红糖溶化、黏稠起丝时停火。在一搪瓷盆内涂上热素油，再将熬化的糖汁倒入搪瓷盆内摊平，稍冷后用小刀划成2cm见方的小块即成。每天空腹时服2次，每次5块。

（3）甘草干姜汤：甘草10g，干姜5～10g，共煎取汁，每天分3次饮用。

### 2. 风热咳嗽食疗方

**1）推荐食材**

桑叶、菊花、梨、杏仁、葫芦茶等。

**2）推荐食疗方**

（1）桑菊杏仁饮：桑叶10g，菊花10g，杏仁10g，共煎取汁，再调入白砂糖。酌量代茶饮。

（2）杏梨饮：杏仁10g，去皮、尖，除去杂质，洗净；梨去皮、核，洗净，切片；冰糖捶成屑。将梨、杏仁、冰糖屑放入锅内，加清水适量，用武火烧沸后，转用文火煮30分钟即成。随时饮服。

（3）葫芦茶冰糖饮：葫芦茶30～50g，用清水3碗，煎取汁约1碗，调入冰糖5g。酌量代茶饮。

**3. 风燥咳嗽食疗方**

**1）推荐食材**

桑叶、白萝卜、胡萝卜、蜂蜜、麦冬、杏仁等。

**2）推荐食疗方**

（1）桑杏饮：桑叶10g，杏仁6g，天花粉10g，梨皮20g，煎汤取汁。热服，每日3次。

（2）红白萝卜蜜膏：白萝卜200g，红萝卜（即胡萝卜）200g，洗净，切细丝，用纱布绞挤汁液，放入锅内用中火煎煮沸，加入蜂蜜100mL，继续熬至稠即成。每日服2～3次，每次5g。

（3）杏仁麦冬饮：杏仁6g，去尖，拣净杂质，置沸水中略煮，待皮微皱起时捞出，浸凉水中，脱去种皮；麦冬10g，去杂质，洗净。杏仁、麦冬共放入锅内，加清水适量，置武火上，烧沸后转用文火煮15分钟，去渣留汁即成。每日服2～3次，凉时饮用。

## 三、慢性支气管炎性咳嗽

慢性支气管炎（chronic bronchitis）简称慢支，是由感染或非感染因素导致的气管、支气管黏膜及其周围组织的慢性非特异性炎症。慢支主要表现为反复咳嗽、咳痰，或伴有喘息，多发于老年人。我国近年普查结果显示，慢支患病率为2.5%~9.0%，平均为4.0%，我国50岁以上中老年人发病率高达15%以上，且随年龄的增长而递增，因此该病也常被称为“老慢支”。

临床将慢性支气管炎分为急性发作期、慢性迁延期、临床缓解期，中医学将其归属于咳嗽、喘证等范畴。急性发作期多以邪实为主，以祛邪利肺为主要治则；慢性迁延期多为正虚邪恋，治疗当标本兼顾；缓解期多为正虚，当注重扶正固本，调补肺、脾、肾。

### （一）病因病机

慢性支气管炎的发生和发展多与外邪侵袭和内脏亏损有关，与肺、脾、肾的功能失调密切相关。

#### 1. 外邪侵袭

六淫之邪或烟尘移浊之气，乘虚从口鼻或皮毛而入，伤及肺系，使肺失肃降，肺气上逆，则咳喘气急，胸部胀满；肺津不布，聚成痰饮，随肺气上逆，而成咳嗽、咳痰。

#### 2. 痰浊阻肺

过食肥甘辛辣炙煿，酿湿生痰，或素体脾虚，饮食精微不归正化，则变生痰浊；肺脉连胃，痰邪上干，壅塞气道，则肺失宣降；痰浊阻肺，肺气上逆，则见咳嗽、咳痰色白而黏稠；痰浊凝闭于肺，则胸满窒息；脾失健运，湿滞气机，则口黏、纳呆。

3. 痰热郁肺

外邪入里化热或痰湿郁而化热，蕴结于肺，肺失清肃，则见咳嗽、气息喘促；痰热互结，随肺气上逆，故痰多色黄黏稠，咳吐不爽；痰热内盛，壅阻肺气，则胸闷胀痛；热灼津伤，则口渴喜冷饮。

4. 寒饮伏肺

外邪侵袭，肺失通调，水液运行输布障碍或中阳素虚，气不化水，水停为饮，上迫于肺，肺失宣肃，则咳嗽频作，咳痰清稀，喘不得卧。

5. 肺气虚

久咳伤肺，肺气不足，复因外邪侵袭，遂致清肃失职；肺气不足，气失所主，则见咳嗽、气短；肺不布津，积液成痰，故痰涎清稀；肺气亏虚，卫表不固，则自汗畏风、反复感冒。

6. 肺脾气虚

久病咳喘，肺气虚损，子病及母，脾气受损，或饮食不节，内伤脾胃，症见咳嗽气短、倦怠乏力；肺气虚，不能输布水津，聚湿生痰，故咳痰量多易出；脾气虚，运化失职，则食后腹胀，便溏或食后即便。

7. 肺肾阴虚

咳喘日久，肺阴耗伤，损及肾阴而成肺肾阴虚。虚火上扰，清肃失司，则咳喘气促，痰黏量少难咳；阴虚内热，则潮热盗汗，手足心热，咽干心烦，腰酸耳鸣。

本病病位在肺，涉及脾肾。本病病因病机常因暴咳迁延未愈，邪恋伤肺，使肺脏虚弱，气阴耗伤，肺气不得宣降，日久累及脾肾。本病病情多为虚实夹杂，正虚多以气虚为主或兼阴虚，痰饮停聚为实，或偏寒，或偏热，日久夹瘀。

### （二）诊断

慢性支气管炎的诊断主要依据咳嗽、咳痰，或伴有喘息，每年发病持续3个月以上，连续2年或2年以上，并排除其他慢性气道疾病。咳嗽一般以晨间咳嗽为主，睡眠时有阵咳或排痰，咳痰通常为白色黏液和泡沫性浆液，偶可带血。清晨排痰较多，起床后或体位变动可刺激排痰，喘息明显者常称为喘息性支气管炎，部分可能合并支气管哮喘，若伴肺气肿可表现为劳动或活动后气急，早期多无异常体征，急性发作期可在背部或双肺底听到干、湿啰音，咳嗽后啰音可减少或消失，如合并哮喘可闻及广泛哮鸣音，并伴呼气期延长。

### （三）辨证论治

#### 1. 辨证要点

慢性支气管炎急性发作期以实证为主，其治主要在肺，治予祛邪利气，区别寒、热、痰、气、饮之不同，采用温宣、清肃、化痰、理气、化饮等法。临床缓解期以虚证为主，缓则治其本，重在辨治本证，治在肺、脾、肾，培补摄纳，针对脏腑病机，采用补肺、健脾、纳肾、益气、养阴等法。慢性迁延期，虚实夹杂，下虚上实者，当分清主次，权衡标本，适当处理。

**2. 分型论治**

**1）实证（多见于急性发作期）**

（1）风寒犯肺证。

**主要症状：**咳喘气急，咽痒，胸闷，痰白量多。

**次要症状：**伴有恶寒，发热，无汗。

**舌象：**舌苔薄白而滑。

**脉象：**脉浮或浮紧。

**治法：**疏风散寒，宣肺止咳。

**方药：**三拗汤合止嗽散加减。

---

炙麻黄6g，苦杏仁10g，甘草6g，荆芥6g，桔梗10g，紫菀10g，百部10g，白前10g，前胡10g，款冬花10g，枇杷叶10g，陈皮6g，紫苏子10g。

---

寒痰阻肺，痰多、胸闷者，加半夏、橘红等化痰顺气；若表解而喘不平，可用桂枝加厚朴杏子汤以顺气解表。

（2）风热犯肺证。

**主要症状：**咳嗽频剧，气粗或咳声嘶哑，咽痛，咳痰不爽，痰黄黏稠，胸痛烦闷。

**次要症状：**兼有鼻流黄涕，身热汗出，口渴，便秘，尿黄。

**舌象：**舌苔薄黄。

**脉象：**脉浮或滑数。

**治法：**疏风清热，宣肺止咳。

**方药：**桑菊饮加减。

桑叶8g，菊花6g，杏仁6g，桔梗6g，甘草3g，薄荷6g（后下），连翘6g，芦根6g。

肺热内盛，咳甚者，加黄芩、知母清肺泻热；热邪上塞，咽痛，加射干、山豆根、藏青果清热利咽；热伤肺津，咽燥口干，舌质红，加天花粉、南沙参、芦根清热生津；夏令夹暑加六一散、鲜荷叶、藿香清解暑热。

（3）痰浊阻肺证。

**主要症状：**咳嗽，咳声重浊，痰多色白而黏，胸满窒闷，纳呆，口黏不渴。

**次要症状：**甚或呕恶。

**舌象：**舌苔厚腻色白。

**脉象：**脉细或滑。

**治法：**燥湿化痰，降气止咳。

**方药：**二陈汤合三子养亲汤加减。

紫苏子10g，莱菔子10g，白芥子6g，法半夏15g，陈皮15g，茯苓10g，炙甘草5g。

浊痰量多，胸痞满闷者，加苍术、厚朴以化痰行气；痰黏白多沫，怯寒背冷者，加干姜、细辛以温肺化痰；脾虚湿盛，纳少神疲者，加党参、白术以健脾燥湿。

（4）痰热郁肺证。

**主要症状：**咳嗽，气息粗促，痰多色黄黏稠，咳吐不爽或痰中带血，胸胁胀满，咳时胀痛，渴喜冷饮，面赤咽干。

**次要症状：**尿赤，便秘。

**舌象：**苔黄腻。

**脉象：**脉滑数。

**治法：**清热化痰，肃肺止咳。

**方药：**桑白皮汤加减。

桑白皮15g，法半夏10g，紫苏子10g，杏仁10g，浙贝母8g，栀子10g，黄芩10g，黄连3g。

身热者，加石膏、知母以清肺热；痰多黏稠者，加蛤壳或黛蛤散以清热化痰散结；喘不能平卧，痰涌，便秘，加葶苈子、大黄、芒硝泻肺平喘；痰有腥味者，配鱼腥草、薏苡仁、冬瓜子、芦根以清化肺痈。

（5）寒饮伏肺证。

**主要症状：**咳嗽喘逆不得卧，咳吐清稀白沫痰，量多，冷空气刺激加重，甚至面浮肢肿。

**次要症状：**常兼恶寒肢冷，微热，小便不利。

**舌象：**舌苔白滑或白腻。

**脉象：**脉弦紧。

**治法：**温肺化饮，散寒止咳。

**方药：**小青龙汤加减。

麻黄9g，桂枝9g，干姜9g，细辛3g，五味子6g，白芍9g，法半夏12g，甘草6g。

饮多寒少，外无表证，喘咳饮盛者，可加葶苈子、白术、茯苓以健脾逐饮；痰多黏腻，胸满气逆，苔浊者，配白芥子、莱菔子豁痰降气。

**2）虚证（多见于缓解期及慢性迁延期）**

（1）气虚证。

**主要症状：**咳嗽气短，痰涎清稀，反复易感，倦怠懒言，声低气怯。

**次要症状：**面色㿠白，自汗畏风。

**舌象：**舌淡苔白。

**脉象：**脉细弱。

**治法：**补肺益气，化痰止咳。

**方药：**补肺汤加减。

---

人参9g，黄芪24g，熟地黄24g，五味子6g，紫菀9g，桑白皮9g。

---

咳痰稀薄量多者，加白芥子、半夏、款冬花以温肺化痰；肾虚不能纳气，动则喘甚者，加补骨脂、山萸肉、紫河车以补肾纳气。

（2）肺脾气虚证。

**主要症状：**咳嗽气短，倦息乏力，咳痰量多易出，面色㿠白，食后腹胀。

**次要症状：**便溏或食后即便。

**舌象：**苔薄白或薄白腻，舌质胖、边有齿痕。

**脉象：**脉细弱。

**治法：**补肺健脾，止咳化痰。

**方药：**玉屏风散合六君子汤加减。

黄芪15g，防风10g，白术10g，党参10g，陈皮10g，茯苓10g，半夏10g，桔梗6g，甘草5g。

若痰多稀薄，畏寒肢冷，为肺虚有寒，可加干姜、细辛温中散寒；便溏者，配合参苓白术散；中焦阳虚，气不化水，湿聚成饮而见咳嗽反复发作，痰涎清稀者，治宜温阳化饮，配合苓桂术甘汤。

（3）肺肾阴虚证。

**主要症状：**咳喘气促，动则尤甚，痰黏量少难咳，伴口咽发干，潮热盗汗。

**次要症状：**面赤心烦，手足心热，腰酸耳鸣。

**舌象：**舌红苔薄黄。

**脉象：**脉细数。

**治法：**滋阴补肾，润肺止咳。

**方药：**沙参麦冬汤合六味地黄丸加减。

沙参9g，玉竹6g，生甘草3g，桑叶5g，麦冬9g，生白扁豆5g，天花粉5g，熟地黄24g，山茱萸12g，山药9g，牡丹皮9g，泽泻9g。

咳嗽较甚、痰黏难出者，加川贝母、百部、紫菀以润肺止咳；若气短、手足心热、潮热盗汗，可加五味子、地骨皮、银柴胡以纳气平喘，清退虚热。

### （四）其他治疗

#### 1. 针灸治疗

针灸治疗慢性支气管炎性咳嗽以大椎、定喘、风门、肺俞、肾俞、脾俞等背部腧穴为主。其中，大椎穴是手足三阳经与督脉的交会穴，统帅一身之阳，为诸阳之会，针刺大椎穴有温肺化饮、降逆止咳的功效。定喘穴为经外奇穴，在大椎穴左右旁开0.5寸处，具有宣肺止咳、降气平喘的功效，常与肺俞穴合用，以治疗支气管炎。风门穴为足太阳膀胱经与督脉的交会穴，《普济方》记载风门穴灸百壮，可“治上气短气咳逆”，具有止咳平喘之功。背俞穴为脏腑之气输注于背腰部的腧穴，可治疗相应脏腑的疾病。肺俞、肾俞、脾俞等均为背俞穴。

#### 2. 敷贴疗法

**1）蒜泥敷贴**

**药物：**独头大蒜1个，止痛膏数片。

**操作：**将独头大蒜去皮捣成泥样，用时取蒜泥如黄豆大一块，置于止痛膏中心。患者每晚洗足后贴双足心涌泉穴，次晨揭去。连续治疗3～5次为1个疗程。

涌泉穴是足少阴肾经的常用腧穴之一，位于足底部，蜷足时足前部凹陷处，约当足底第二、第三趾趾缝纹头端与足跟连线的前1/3与后2/3交点上。主治肺系病证，大便难，小便不利，奔豚气。现代常用于治疗高血压、失眠、癔症、癫痫、小儿惊风、神经性头痛、遗尿、尿潴留等，为急救穴之一。涌泉药物敷贴是临床常用的治疗方法之一。

**功效：**止咳平喘。

**主治：**慢性支气管炎急性发作时引起的呛咳不止。

**2）温肺膏敷贴**

**药物：**制附片、肉桂、干姜各20g，山柰10g。

**操作：**将上药共研细末，装瓶备用。选取肺俞穴，先用拇指在患者双侧肺俞穴用力按摩半分钟左右，使局部潮红，再将一小勺药末放在穴位上，用3cm$^2$医用胶布贴牢即可，隔天换药1次。若属久咳者，可先用生姜、葱白捣汁擦拭肺俞穴及脊椎两侧，效果更好；贴后局部发热、瘙痒或起红色小疹时，不需另作处理。

肺俞穴位于人体的背部，当第3胸椎棘突下，旁开1.5寸（约二指宽），属膀胱经。主治肺经及呼吸道疾病，如肺炎、支气管炎、肺结核等。取穴时，一般采用正坐或俯卧姿势。

**功效：**温肺止咳。

**主治：**慢性支气管炎受寒而急性发作，夜间咳嗽尤剧。

**3）毛茛发疱敷贴**

**药物：**毛茛末5g，鲜生姜汁适量。

**操作：**将鲜毛茛洗净阴干，研末，装瓶备用。夏季三伏天，每次取毛茛末5g，用适量鲜生姜汁调成糊状，再将胶布剪出绿豆大的孔，将孔对准患者的定喘、肺俞、膈俞等穴贴好，取药膏放于小孔上，并敷贴上大小适中的胶布，防止药膏脱落，至局部有灼痛、起水疱时将药膏揭下。如水疱破溃，外涂甲紫溶液即可。每伏各贴1次为1个疗程。

定喘穴为经外穴，在背部，当第7颈椎棘突下，旁开0.5寸，取穴时俯卧或正坐低头。现代常用于治疗支气管哮喘、支气管炎、肺结核、百日咳、颈项部扭挫伤等。肺俞穴，位于人体的背部，当第3胸椎棘突下，旁开1.5寸（约二指宽），属膀胱经。主治肺经及呼吸道疾病，如肺炎、支气管炎、肺结核等。取穴时，一般采用正坐或俯卧姿势。膈俞穴是足太阳膀胱经第17穴，八会穴之血会，在背部，当第7胸椎棘突下，旁开1.5寸。因本穴内应横膈，故名膈俞，又因在第7胸椎棘突下，故又名七焦之间。刺灸该穴有明显的养血和营、理气止痛作用。定位此穴道的时候一般采用俯卧的姿势。

**功效：**温阳止咳。

**主治：**慢性支气管炎受寒而发作，夜间咳嗽、气喘尤其剧烈者。

**4）参蒜膏敷贴**

**药物：**大蒜、人参各5g。

**操作：**将人参研细末，大蒜捣成泥样，用时取蒜泥与人参末调匀，敷于患者双手腕部太渊穴，胶布固定，敷药24小时后去掉。如皮肤未出现刺激性反应，可连续治疗3～5天。

太渊穴属于手太阴肺经腧穴。肺朝百脉，脉会太渊；肺主气、司呼吸，气为血帅，本穴开于寅时，得气最先，故在人体穴位中占有重要地位。太渊穴位于腕前区，在腕掌侧横纹桡侧，桡动脉搏动处，主治咳嗽、气喘等肺系疾患，无脉症，腕臂痛。

**功效：**益气养肺，止咳化痰。

**主治：**慢性支气管炎咳嗽痰少、神疲乏力者。

**5）丁桂膏敷贴**

**药物：**肉桂、丁香各3g。

**操作：**将上药共研细末，装瓶备用。选取肺俞穴，先用拇指在患者双侧肺俞穴用力按摩半分钟左右，使局部潮红，再将一小勺药末放在穴位上，用3cm$^2$医用胶布贴牢即可，隔天换药1次。

**功效：**温肺止咳。

**主治：**慢性支气管炎受寒而急性发作，夜间咳嗽尤剧。

**6）白矾膏敷贴**

**药物：**生白矾50g，伤湿止痛膏数片，陈醋、面粉各适量。

**操作：**将生白矾研细末，装瓶备用。用时取药末加入陈醋、面粉，调成小饼置于伤湿止痛膏中心，患者每晚洗足后贴双足涌泉穴，次晨揭去。连续治疗3～5次为1个疗程。

**功效：**化痰止咳。

**主治：**慢性支气管炎咳嗽不止、痰声辘辘。

### （五）食疗

慢性支气管炎平时要忌刺激性太强、太冷、太热的食物，如辣椒、酒、胡椒粉、八角、雪糕等，也不可以吸烟。寒冷的季节应补充一些高热量的肉类食物以增强抗寒的能力，如适量的羊肉、鸡肉、鸽子肉。应保证充足的能量供应和优质的蛋白质供应以改善身体功能，每餐肉类和蔬菜搭配应适当，尽量少荤多素。富含维生素和无机盐的绿叶蔬菜及水果是必不可少的。

### 1. 苏子粳米粥

**食材：**粳米、紫苏子。

**做法：**把紫苏子洗净捣碎，加水煎煮30分钟，去渣后加入粳米一起煮粥食用，每天可以吃2次，有止咳平喘、降气化痰等作用。

### 2. 杏仁萝卜猪肺汤

**食材：**猪肺、白萝卜、苦杏仁、生姜汁、料酒。

**做法：**白萝卜去皮，猪肺洗净切块，用沸水焯一下捞出，然后加入生姜汁、料酒炒熟。在砂锅中加入水、猪肺、白萝卜、苦杏仁煮汤，大约1小时后就可以加盐食用了。每周可以吃2～3次，特别适合肺虚体弱的患者在秋冬季节食用。

### 3. 贝母枇杷粥

**食材：**贝母、枇杷叶、粳米、冰糖。

**做法：**贝母、枇杷叶研磨成粉末，粳米洗净放进砂锅里面加水煮粥，煮好后加入冰糖和贝母、枇杷叶粉一起拌匀，煮沸几分钟即可食用。有止咳化痰的作用。

### 4. 百部蜜茶

**食材：**百部、蜂蜜。

**做法：**百部加水煎煮30分钟，滤渣后加入蜂蜜慢火熬制成膏状，晚饭后取1～2汤匙用温水冲服。可有效缓解和治疗慢性支气管炎性咳嗽。

## 四、肺炎性咳嗽

肺炎性咳嗽是指外感六淫之邪，导致肺失宣肃，肺气上逆，冲击气道，以发出咳声或伴咳痰为临床特征的一种病证。西医学中的支气管扩张、肺炎等以咳嗽为主要症状者可参考本病证进行辨证论治。

### （一）病因病机

肺炎性咳嗽病因为外感六淫之邪，引起肺气不清，失于宣肃，迫气上逆而作咳。与急性支气管炎性咳嗽的发病类似。

肺炎性咳嗽的病位在肺，病变性质多属实，为外邪犯肺、肺气壅遏不畅所致，其病理因素为风、寒、暑、湿、燥、火，以风寒为多，病变过程中可发生风寒化热、风热化燥，或肺热蒸液成痰等病理转化。

### （二）诊断

肺炎的西医诊断目前多依据2012年中华人民共和国卫生行业标准。

#### 1. 社区获得性肺炎的诊断

以下前4项中任何1项加上第5项，并除外肺结核、肺部肿瘤、非感染性肺间质性疾病、肺水肿、肺不张、肺栓塞、肺嗜酸性粒细胞浸润症、肺血管炎等，可建立临床诊断：①新近出现的咳嗽、咳痰或原有呼吸道症状加重，出现脓性痰，伴或不伴胸痛；②发热；③肺实变体征和/或湿啰音；④外周血白细胞$>10\times10^9/L$或$<4\times10^9/L$，伴或不伴核左移；⑤胸部X线检

查显示新出现片状、斑片状浸润性阴影或间质性改变，伴或不伴胸腔积液。

**2. 医院获得性肺炎的诊断**

（1）行两次胸部X线检查（对无心、肺基础疾病，如呼吸窘迫综合征、支气管肺发育不良、肺水肿或慢性阻塞性肺疾病的患者，可行1次胸部X线检查），并至少符合以下1项：①新出现或进行性发展且持续存在的肺部浸润阴影；②肺实变；③肺空洞形成。

（2）至少符合以下1项：①发热（体温＞38℃），且无其他明确原因；②外周血白细胞＞$12\times10^9$/L或＜$4\times10^9$/L；③年龄≥70岁的老年人没有其他明确病因而出现神志改变。

（3）至少符合以下两项：①新出现脓痰，或者痰的性状发生变化，或者呼吸道分泌物增多，或者需要吸痰的次数增加；②新出现咳嗽、呼吸困难或呼吸频率加快，或原有的咳嗽、呼吸困难或呼吸急促加重；③肺部有啰音或支气管呼吸音；④气体交换情况恶化，氧需求量增加或需要机械通气支持。

中医以辨证论治为基本手段，因此，凡是肺炎患者出现以咳嗽为主要表现的情况就可考虑为肺炎性咳嗽，并按照下述方法进行辨证论治。

**（三）辨证论治**

**1. 辨证要点**

**辨寒热：**患者咳声重浊，气急，喉痒，咳痰稀薄色白多为寒证，以疏风散寒为主；患者咳痰不爽，痰黄，咽痛多为热证，以疏风清热为主。

2. 分型论治

1）风寒袭肺

**主要症状：**咳声重浊，气急，喉痒，咳痰稀薄色白。

**次要症状：**伴有鼻塞，流清涕，头痛，肢体酸楚，恶寒发热，无汗等。

**舌象：**舌苔薄白。

**脉象：**脉浮或浮紧。

**治法：**疏风散寒，宣肺止咳。

**方药：**三拗汤合止嗽散。

麻黄5g，苦杏仁10g，甘草10g，桔梗10g，荆芥10g，紫菀15g，百部15g，白前10g，陈皮10g。

咳嗽较剧者，加枇杷叶15g、龙脷叶15g；痰难咳者，加浙贝母15g、前胡15g。

2）风热犯肺

**主要症状：**咳嗽咳痰不爽，痰黄或黏稠，喉燥咽痛。

**次要症状：**伴恶风身热、头痛肢楚、鼻流黄涕、口渴等表热证。

**舌象：**舌苔薄黄。

**脉象：**脉浮数或浮滑。

**治法：**疏风清热，宣肺止咳。

**方药：**银翘散或桑菊饮加减。

金银花15g，连翘15g，桔梗10g，薄荷6g，竹叶10g，生甘草5g，牛蒡子15g，浙贝母15g，前胡15g，麻黄5g，苦杏仁10g。

咽喉疼痛、声音嗄哑者，加射干10g、牛蒡子10g、山豆根10g、板蓝根20g；口干明显者，加芦根30g。

**3）风燥伤肺**

**主要症状：**喉痒干咳，无痰或痰少而粘连成丝，咳痰不爽，或痰中带有血丝，咽喉干痛，唇鼻干燥，口干。

**次要症状：**伴鼻塞、头痛、微寒、身热等表证。

**舌象：**舌质红干而少津，苔薄白或薄黄。

**脉象：**脉浮。

**治法：**疏风清肺，润燥止咳。

**方药：**桑杏汤。

桑叶10g，浙贝母10g，淡豆豉10g，栀子10g，梨皮10g，杏仁10g，沙参15g。

表证较重者，加荆芥10g疏风解表。

**4）凉燥伤肺**

**主要症状：**干咳而少痰或无痰，咽干鼻燥。

**次要症状：**兼有恶寒发热，头痛无汗。

**舌象：**舌苔薄白而干。

**脉象：**脉浮。

**治法：**温润止咳。

**方药：**杏苏散加减。

紫苏叶10g，半夏10g，茯苓15g，前胡10g，杏仁10g，苦桔梗10g，枳壳15g，橘皮10g，甘草5g。

若恶寒甚、无汗，可配荆芥10g、防风10g以解表发汗。

**5）痰热壅肺**

**症状：**咳嗽气息急促，或喉中有痰声，痰多黏稠或为黄痰，咳吐不爽，或痰有热腥味，或咳吐血痰，胸胁胀满，或咳引胸痛，面赤，同时有发热，口干多饮。

**舌象：**舌红，苔黄腻。

**脉象：**脉滑数。

**治法：**清热宣肺，化痰止咳。

**方药：**麻黄杏仁甘草石膏汤合银翘散加减。

麻黄5g，杏仁10g，石膏50g，甘草5g，金银花15g，连翘15g，桔梗10g，黄芩10g，浙贝母15g。

痰多加薏苡仁30g，大便不通畅加大黄10g。

### （四）其他治疗

#### 1. 针疗

**主穴：**肺俞、膈俞、尺泽、鱼际、太渊、内关。

**配穴：**大椎、曲池、合谷、孔最、委中、太溪、三阴交、十二井、膏肓俞。

病情进展期，每天针2次，用泻法，留针30分钟。恢复期，每天针1次，平补平泻。

2. 灸疗

**选穴：**大杼、尺泽、肺俞、脾俞、天突。

按从上到下的顺序，每次每穴10～15分钟，每天1~2次。脾虚明显者可采用脐灸。

3. 推拿疗法

**常用穴位：**肺俞、大椎、膻中、鱼际、足三里、涌泉。

4. 拔罐疗法

**常用穴位：**肺俞、大椎、脾俞、膻中、足三里、涌泉。

5. 中药热罨包穴位热敷法

（1）常用方药：吴茱萸、细辛、丁香、紫苏子。混合后装于适当大小的药袋中，并在微波炉中将其加热到合适的温度热敷，每天1～2次。

（2）常用热敷部位：肺俞、风门、大杼、中府。

6. 穴位敷贴疗法

（1）将白芥子、延胡索、甘遂、细辛等打粉后加生姜汁调成稠膏状，用麝香镇痛膏或活血止痛膏贴于定喘、肺俞、脾俞、肾俞、云门、大椎、天突、膻中、足三里等穴位上，每天1～2次。

（2）将丁芪止痛膏外贴于定喘、肺俞、脾俞、肾俞、云门、大椎、天突、膻中、足三里等穴位上。

（3）将止咳化痰的杏仁、白芥子研末调糊，捏成饼状，敷于双足底涌泉穴，以胶布固定。每晚洗脚后擦干换药1次，7天为1个疗程。

### （五）单方验方

射干治疗肺热性肺炎性咳嗽：射干20g，水煎服，每天3次，每天1剂，具有行气化滞、止痛、清肺热、止咳化痰之功。

### （六）食疗

（1）萝卜生姜大枣蜂蜜饮：主要用于风寒咳嗽，具有散寒宣肺止咳的作用。萝卜味辛，有化痰止咳等作用；生姜是散风寒的常用药；蜂蜜可润燥止咳。萝卜跟生姜、大枣搭配，祛寒止咳的效果非常好。

（2）百合蜜：用于肺燥咳嗽且大便秘结者。方法是把百合、蜂蜜隔水蒸。百合味甘、微苦，性微寒，有润肺止咳、清心安神的作用；与蜂蜜同用，可加强润肺止咳作用。蜂蜜具有润喉的作用，适合与百合搭配食用。

## 五、咳嗽变异性哮喘

咳嗽变异性哮喘（cough variant asthma，CVA）是一种非典型哮喘类型，其没有典型哮喘的喘息症状，仅以咳嗽为其唯一或主要临床症状，表现为持续性咳嗽或反复发作超过8周，可由运动、冷空气刺激、气候变化或上呼吸道感染诱发或加重，咳嗽多以清晨或晚间为重，表现为干咳少痰，具哮喘特有的气道高反应性和支气管舒张试验阳性，抗哮喘治疗有效，在临床上被认为是一类变异的哮喘，因此被命名为“咳嗽变异性哮喘”。研究表明，CVA是典型哮喘的早期阶段，在病理生理过程和发病机制上与典型哮喘具有相似性，未加控制的CVA最终可发展为典型哮喘，因此早期识别和有效管理CVA对于延缓其发展为典型哮喘具有重要意义。

## （一）病因病机

目前，现代医学关于CVA的发病机制仍不清楚，但一般认为CVA是典型哮喘的早期阶段，因此两者的发病机制具有相似性，包括以下几点。

（1）气道炎症：外源性变应原经抗原提呈细胞激活T细胞，活化的Th2细胞通过产生白介素-4（IL-4）、白介素-5（IL-5）、白介素-13（IL-13）等多种炎症介质，激活B细胞合成特异性免疫球蛋白E（IgE），后者与嗜酸粒细胞和肥大细胞表面的IgE受体结合，从而介导气道变态反应过程——气道平滑肌收缩、黏液分泌增加和炎症细胞浸润。

（2）气道高反应性：CVA患者气道对多种刺激因素如变应原、理化刺激、运动、药物等会呈现出高度敏感状态，当受到上述因素刺激时会呈现出过强或过早的收缩反应。气道高反应性常具有家族倾向，受遗传因素影响。

（3）气道重塑：长期反复慢性炎症所致的病理性修复可导致气道结构改变，表现为气道上皮细胞黏液化生、平滑肌细胞肥大/增生、上皮下胶原沉积和纤维化、血管增生等。气道重构可使CVA患者对激素的敏感性降低，出现不可逆的气流受限及持续存在的气道高反应性。

（4）神经调节失衡：包括β-肾上腺素受体功能下降，胆碱能神经张力增高，非肾上腺素非胆碱能神经系统功能失调，收缩支气管平滑肌介质分泌增加，舒张支气管平滑肌介质分泌减少，从而引起支气管平滑肌收缩。

在中医学中，没有与咳嗽变异性哮喘完全相对应的病名，但该病主要临床表现为干咳、少痰、咽痒，甚者可出现胸闷、气促等，且具有慢性迁延、顽固难治及反复发作等特点。因此，可分属于咳嗽、喘证、肺痹、肺痿、百日咳、咽源性咳嗽等不同疾病范畴。目前中医学对咳嗽变异性哮喘病因病机的认识尚未统一，一般认为其与典型哮喘的发病机制相同，内因责之于肺、脾、肾三脏亏虚，痰饮内生，宿痰内伏于肺，因感受风寒等外邪、接触过敏原、七情内伤、过食生冷咸酸、过用寒凉药物或疲劳等触动伏痰，致使痰浊与外邪搏击于气道，使气机不畅，肺气不降，肺失清肃而发病。因此，本病为本虚标实之证，本虚为肺、脾、肾三脏虚，标实为风、寒、热、痰等邪实，病因病机的本质当属外感失治，邪郁于肺，或先天禀赋不足，内伏痰湿，遇邪而发，致痰气交阻，肺气不宣。

### （二）诊断

根据中华医学会呼吸病学分会哮喘学组制定的《咳嗽的诊断与治疗指南（2021）》，CVA的诊断要点包括：①慢性咳嗽，常伴有明显的夜间刺激性咳嗽；②支气管激发试验阳性，或呼气流量峰值（PEF）平均变异率＞10%，或支气管舒张试验阳性；③抗哮喘治疗有效。

### （三）辨证论治

#### 1. 辨证要点

（1）辨发病特点。发作如有明显季节性，且有鼻塞、喷嚏、胸闷等先兆症状，则与肺虚、肺卫不固有关，着重辨风寒与风热；发作若与饮食密切相关，多为脾虚痰蕴，着重辨痰湿与痰热。

（2）辨有无外感。患者有鼻塞、喷嚏、流涕、咽痒、咽痛、恶寒、发热等表证时，则伴有外感，治疗上重在祛邪；无表证则以痰蕴或肺、脾、肾虚为主，治疗上重在扶正。

（3）辨肺、脾、肾虚。肺虚者，自汗畏风，极易感冒，少气乏力；脾虚者，纳呆食少便溏，痰多；肾虚者，短气，耳鸣，腰膝酸软。

**2. 分型论治**

**1）风寒犯肺证（多见于急性发作期感受风寒之邪）**

**主要症状：**咳嗽，呈阵发性呛咳，咽痒，咳痰稀薄色白或无痰，以夜间、晨起明显。

**次要症状：**鼻塞，喷嚏，流清涕，伴或不伴恶寒。

**舌象：**舌淡红，苔薄白。

**脉象：**脉浮紧，小儿伴有指纹红。

**方药：**小青龙汤（《伤寒论》）加减。

麻黄9g，桂枝9g，干姜9g，细辛3g，五味子6g，白芍9g，法半夏12g，甘草6g。

清涕者，加苍耳子、防风；咽痒者，加蝉蜕、麦冬；咳重者，加白前、款冬花。

**2）风热袭肺证（多见于急性发作期感受风寒之邪）**

**主要症状：**咳嗽，呈阵发性呛咳，咽痛，痰黏稠难咳或无痰，以夜间、晨起明显。

**次要症状：**流黄涕，口渴，伴或不伴发热。

**舌象：**舌红，苔白或薄黄。

**脉象：**脉浮数，小儿伴有指纹紫。

**方药：**桑菊饮（《温病条辨》）加减。

桑叶8g，菊花6g，杏仁6g，桔梗6g，甘草3g，薄荷6克（后下），连翘6g，芦根6g。

咽痛者，加锦灯笼、射干；咳重者，加川贝母、白屈菜；便干者，加莱菔子、枳实；痰多者，加冬瓜子、瓜蒌。

**3）痰邪蕴肺证（多见于缓解期）**

**主要症状：**咳嗽减轻，痰量多，色白或黄，喉中痰鸣，或黏腻难咳，或为白色泡沫痰而易咳。

**次要症状：**乏力，胸胁满闷，恶心，纳呆，便溏。

**舌象：**舌淡红，苔白或白腻。

**脉象：**脉滑，小儿伴有指纹滞。

**方药：**二陈汤（《太平惠民和剂局方》）加减。

橘红10g，茯苓10g，清半夏10g，白前10g，前胡10g，紫苏子10g，桃仁6g，苦杏仁10g，莱菔子10g，款冬花10g。

咳痰黄稠、舌苔黄腻者，加浙贝母、胆南星；大便稀溏者，去桃仁、苦杏仁，加山药、麸炒薏苡仁。

**4）肺、脾、肾虚证（多见于缓解期）**

**主要症状：**咳嗽较少，少气乏力，咳痰不利，或纳呆便溏，或腰膝酸软。

**次要症状：**自汗畏风，汗出易感，恶心，胸胁满闷，耳鸣，夜尿频。

**舌象：**舌淡，苔薄白。

**脉象：**脉沉弱，小儿伴有指纹淡。

**方药：**玉屏风散（《医方类聚》）合肾气丸（《金匮要略》）加减。

---

炙黄芪15g，白术10g，防风10g，熟地黄25g，山药10g，山茱萸10g，桂枝6g，茯苓15g，补骨脂10g，太子参15g，大枣15g。

---

偏于肺气虚者，加党参、黄精；偏于肺阴虚者，加玉竹、五味子；偏于脾气虚者，加陈皮、麸炒薏苡仁；偏于肾气虚者，加桑椹、海螵蛸；食少者，加佛手、焦山楂；便干者，加莱菔子、枳实。

### （四）其他治疗

#### 1. 针疗

##### 1）实证

**治法：**祛邪肃哮，宣肺平喘。取穴以手太阴肺经穴及相应背俞穴为主。采用泻法。

**主穴：**列缺、尺泽、肺俞、中府、定喘。

**配穴：**风寒外袭配风门、合谷，风热袭肺配大椎、曲池，痰热阻肺配丰隆、曲池，喘甚配天突。

**2）虚证**

**治法：**补益肺肾，止哮平喘。取穴以相应背俞穴及手太阴肺经、足少阴肾经穴为主。采用补法。

**主穴：**肺俞、膏肓、肾俞、太渊、太溪、足三里、定喘。

**配穴：**肺气虚配气海，肾气虚配关元。

**2. 灸疗**

选取肺俞、膻中、大椎、足三里等穴位，进行艾炷隔姜灸，每穴3壮，每天1次，连续艾灸6天为1个疗程，连续应用5～6个疗程。

**3. 拔罐疗法**

选取定喘、天突、大椎，双侧风门、肺俞、心俞、脾俞等穴，采用闪火法迅速将罐扣在腧穴上，留罐10～15分钟。

**4. 推拿疗法（用于小儿）**

**基础方：**点筋分阴阳（起式）24次，头面四大法（开天门、推坎宫、运太阳、揉耳后高骨）各100次，补脾经300次，清、补肺经各300次，补肾经300次，逆运内八卦100次，分胸八道50次，背部工字擦以透热为度，拿肩井（收式）10次。

**5. 穴位敷贴疗法**

（1）伏九贴疗法：即在“三伏”的一伏、二伏、三伏及“三九”的一九、二九、三九的第1天穴位敷贴。药物应用白芥子7g、延胡索7g、细辛4g、甘遂4g，用鲜生姜汁与醋适量搅匀，制成3g的块状软膏。选取天突、膻中，双侧肺俞、膈俞、脾俞、肾俞、足三里、丰隆等穴，每次敷贴2～4小时。

（2）军芩散敷贴疗法：大黄、黄芩（生用，比例1∶1）共研细末。选取风门、肺俞、膻中、天突、大椎、定喘等穴。每次取穴不超过4个，每穴取药末1g，以半夏露调和麝香追风膏1张，等分剪成4小块用，婴幼儿可剪成6小块，贴于所取穴位上。睡前贴，第二天清晨揭，4天为1个疗程。

### 6. 皂角散雾化吸入

以皂角为主，桔梗、半夏为辅。先煎馏后继续煎煮，过滤后用乙醇沉淀去除树脂、鞣质及其他杂质，浓缩到一定浓度消毒即可。采用超声雾化器，每次取10mL，每次雾化15～20分钟，每天1次。

### 7. 药枕疗法

取黄芪、白术各30g，荆芥、防风各40g，紫苏叶50g，柴胡30g，辛夷50g，白芷50g，桔梗30g，鱼腥草30g，广木香40g，豆蔻20g，川芎40g，冰片3g，野菊花30g，打碎混合为1份枕芯，睡觉时枕于颈下，3～4周换药1次。

### 8. 香囊疗法

“康香散”香囊由丁香、藿香、香白芷、紫苏叶、苍术、辛夷、豆蔻仁等10味药组成，可辟秽浊邪气，防御六淫邪气。香囊昼间置于胸前，夜间放置于枕边，或悬挂在卧室或车内，可长期使用。每15天更换1次。

## （五）单方验方

（1）蝉蜕合剂：蝉蜕15g，地龙10g，僵蚕10g，玉蝴蝶10g，牛蒡子10g，枳壳15g，半夏10g，桔梗5g，杏仁10g，浙贝母5g，甘草5g。水煎服，每天1剂，4周为1个疗程。

（2）顾氏验方：细辛3g，五味子3g，鲜生姜3g，法半夏6g，桔梗6g，瓜蒌皮15g，远志15g，炙马兜铃15g，玉竹15g，炙甘草15g，天浆壳10g，麦冬12g，炙枇杷叶9g。水煎服，每天1剂，20天为1个疗程，一般治疗1～3个疗程。

### （六）食疗

（1）蛤蚧川贝母冰糖水：蛤蚧数对，焙干研磨成末，每次取5g，川贝母3～5g，加冰糖和水炖服，每天1次。

（2）参怀杏仁猪瘦肉汤：太子参5g，南杏仁10g（去皮），山药10g，莲子10g，陈皮3g，猪瘦肉1两，蜜枣1枚，共煮汤，每天1次。

（3）杏仁鹧鸪汤：南杏仁10g（去皮），北杏仁5～6g（去皮、尖），鹧鸪1只，陈皮3g，蜜枣2枚，共煮汤，每天1次。

（4）沙参银耳羹：南沙参10～15g，煎汁备用；银耳25g，加水煮羹，待银耳酥烂加入南沙参汁搅匀，加适量冰糖即成。每天食用1次。

（5）百合鸡蛋汤：百合30g，加入鸡蛋2个同煮，至鸡蛋熟，去壳，连汤同服，每天1次。

（6）蒸花椒冰糖梨：雪梨1个，洗干净，靠柄部横断切开，挖去中间核后放花椒30粒、冰糖2粒，把梨上部拼对好，放入碗中，上锅蒸30分钟即可，吃梨肉，一次性吃完，每天1次。

（7）干姜陈皮红糖水：将水加入锅中煮沸，加入干姜15g、陈皮15g，再煮约15分钟，放入红糖，继续煮沸5分钟，适温饮用，每天1次。

# 第二节 心性咳嗽

## 一、慢性心功能不全性咳嗽

慢性心功能不全性咳嗽是指由于心力衰竭导致的慢性咳嗽，多由各种心脏原发疾病引起，多见于慢性心功能不全。慢性心功能不全引发的咳嗽和普通咳嗽在发病原因、疾病表现和治疗方式等方面有一定区别，患者需要根据自身的情况进行判断，咳嗽症状严重时，请及时前往医院进行检查、治疗。

### （一）病因病机

中医认为，心主血脉，宣通于肺，肺主气，气行于上。心功能衰竭导致血液循环不畅，肺气不通，可引起咳嗽。中医治疗的重点是调节心脏功能，改善血液循环，同时调理肺气，缓解咳嗽。中医治疗的原则是补心益气，活血化瘀，调理肺气，润肺化痰止咳。

### （二）诊断

#### 1. 慢性心功能不全性咳嗽的特征

（1）多表现为干咳，没有明显的咳痰，病情严重的患者可见咳粉红色泡沫样痰，咳嗽在夜间加重、平卧位加重，坐位时减轻。

（2）可以伴随其他心脏病的症状，比如心绞痛、胸闷等，胸闷症状也有夜间重、平卧位重的特点。

（3）有高血压、糖尿病及心脏病的病史。

（4）具备心脏病的体征，比如下肢水肿等。

如果具备上述特征，提示可能是心脏病引起的咳嗽。其他疾病引起的咳嗽也可以和本病的表现非常接近，比如支气管哮喘，其咳嗽和呼吸困难的症状，也有夜间加重和平卧位加重的特点。心脏病患者口服血管紧张素转化酶抑制剂（ACEI）类药物时也可以引起咳嗽，此时需要鉴别到底是心脏病引起的咳嗽，还是药物引起的咳嗽。

**2. 慢性心功能不全性咳嗽与普通咳嗽的差别**

（1）发病原因不同：劳累、情绪激动、饮食习惯、感染性疾病或心血管疾病，可能诱发心功能不全，使回心血量减少，血液瘀积于肺部，可出现肺水肿，导致机体咳嗽。普通咳嗽一般是由于咽喉部、呼吸道受到外来异物或病原菌刺激而引发的。

（2）临床表现不同：心功能不全引发的咳嗽伴有胸闷、乏力、气紧、呼吸困难症状，如果是左心功能不全，可能还会加重肺水肿，导致肺泡破裂出血，有咳嗽、咳粉红色泡沫痰、夜间阵发性呼吸困难等现象。普通咳嗽一般会表现为咽喉痒、咳痰，不会伴有严重的不适症状。

（3）治疗方式不同：当出现心功能不全性咳嗽时，可通过利尿来减轻肺水肿，缓解咳嗽症状。普通咳嗽则可以通过润肺化痰止咳的方式进行处理。

### （三）辨证论治

#### 1. 辨证要点

慢性心功能不全性咳嗽患者的中医辨证要点是分清虚实。实证者，呼吸深长有余，咳嗽气粗声高，伴有痰鸣咳嗽，脉数有力；虚证者，呼吸短促难续，深吸为快，气怯声低，少有痰鸣咳嗽，脉象微弱或浮大中空，病势徐缓，时轻时重，遇劳则甚。

#### 2. 分型论治

##### 1）肺气虚型

**主要症状：**咳嗽干燥，胸闷心悸，活动后气短。

**次要症状：**气短懒言，胃纳差，出汗多，大便无力排出，尿清长。

**舌象：**舌质淡红，苔白。

**脉象：**脉细弱。

**治法：**益气健脾。

**方药：**玉屏风散、补肺汤等加减。

---

党参15g，紫菀15g，五味子5g，熟地黄25g，桑白皮15g，炙甘草5g，黄芪15g，防风10g，五指毛桃15g。

---

##### 2）肺燥痰多型

**主要症状：**咳嗽有痰，痰多黏稠，胸闷气短，活动后气喘。

**次要症状：**口干口苦，面红目赤，大便干结，尿黄。

**舌象：**舌红，苔黄腻。

**脉象：**脉滑数。

**治法：**清热化痰，燥湿润肺。

**方药：**清痰汤等加减。

---

黄芩15g，半夏10g，橘红5g，茯苓15g，瓜蒌子15g，枳壳10g，桔梗15g，款冬花15g，川贝母12g，鱼腥草15g，甘草5g。

---

**3）肺肾不交型**

**主要症状：**咳嗽，痰少，气短，胸闷心悸，活动后气喘。

**次要症状：**耳鸣，腰膝酸软，夜尿频多。

**舌象：**舌质淡红，苔少。

**脉象：**脉沉细。

**治法：**强心补肺，补益阴阳。

**方药：**六味地黄丸、肾气丸、生脉饮等加减。

---

熟地黄15g，山药15g，山萸肉15g，泽泻15g，茯苓15g，牡丹皮15g，桂枝5g，附子5g（先煎），太子参15g，麦冬15g，五味子5g。

---

**4）气滞血瘀型**

**主要症状：**咳嗽，咳痰不畅，胸闷心悸，活动后气喘，胸痛明显。

**次要症状：**嘴唇发绀，肢体麻木。

**舌象：**舌质暗红，苔薄白。

**脉象：**脉弦。

**治法：**行气活血通络。

**方药：**补阳还五汤等加减。

桃仁15g，红花15g，熟地黄15g，当归5g，黄芪15g，川芎15g，赤芍15g，地龙10g，浙贝母15g，桔梗15g。

### （四）其他治疗

#### 1. 针灸治疗

（1）心脾同治针法：选用太阳、阳陵泉、少冲、足三里等穴位，酌情配合中脘、脾俞等穴位，以补益心脾、调和气血为主。

（2）肺经穴位针法：选用手太阴肺经穴位，如太渊、中府、云门等，以疏肺理气、化痰止咳为主。

**操作方法：**一般采用温针刺激，可辅以电针或灸法，针刺深度一般为1～1.5寸，留针20～30分钟。

**针灸疗效：**可以调节心、肺、脾、肾等脏器的功能，改善心肺功能，增强机体免疫力，从而达到治疗慢性心功能不全性咳嗽的目的。

#### 2. 外治疗法

（1）敷贴：选用手厥阴心包经、手少阴心经穴位，如内关、神门等，以活血化瘀、调理心脏；或选用手太阴肺经穴位，如太渊、中府、云门等，以疏肺理气、化痰止咳。

（2）推拿：可通过按摩肺俞、膈俞、涌泉等穴位，促进气血运行，舒缓肺部肿胀，缓解咳嗽症状。

（3）热敷：可在胸前热敷，有助于扩张支气管，促进气流通畅。

**（五）食疗**

（1）陈皮黄芪粥：生黄芪30g，煎取汁，粳米1kg煮成粥。将陈皮15g加入粥中，稍煮，加红糖调匀服，每天2次，适用于气血两亏证。

（2）人参粥：人参片10g，生姜5片，粳米1kg，共煮粥，每天食2～3次。

（3）向日葵茎芯茶：向日葵茎芯120g，水煎当茶服，适用于咳嗽痰多气喘者。

（4）百合汤：百合30g，甘草5g，水煎600mL，早、中、晚分服。中医学认为，百合味甘、微苦，性平，入心、肺经，具有养阴润肺止咳功效，适合肺阴虚的燥热咳嗽、胸闷心悸患者服用。

（5）桂圆红枣粥：桂圆肉30g，红枣10枚，粳米100g。将桂圆肉、红枣洗净，与粳米一起煮粥，早、晚空腹食用。

（6）柿子炖鸡：鸡肉250g，柿子2个，生姜、葱适量。鸡肉切块，柿子切片。共炖食。

（7）五味子粥：五味子10g，加入粳米100g煮成粥，可补肺止咳。

（8）橘皮蜜汁：橘皮30g，加入蜂蜜适量煮取汁，可润肺止咳。

## 二、心脏瓣膜病性咳嗽

心脏瓣膜病性咳嗽泛指在心脏瓣膜病基础上发生的咳嗽。心脏瓣膜病是由于多种原因引起的心脏瓣膜损害，可造成单个或多个瓣膜狭窄或关闭不全，其发病原因可能与风湿病有关，也可能是由病毒、真菌等感染引起的。心脏瓣膜病可导致心脏收缩、舒张功能不全，不能将血液输出而造成肺脏瘀血，肺内的血液增多，引起肺通气功能障碍，从而表现为咳嗽，并且痰中带血丝或者出现粉红色的泡沫痰。

### （一）病因病机

心脏瓣膜病会引发心力衰竭，心力衰竭后肺循环的瘀血会导致肺部感染、肺水肿，从而引起咳嗽；心脏瓣膜病还可能导致单个或多个瓣膜狭窄，瓣膜狭窄会导致心脏扩大，从而可能压迫气管，引起咳嗽。

本病属于中医的咳嗽、喘证、水肿等范畴。病因包括饮食、情志及肺脏自病。饮食不当，嗜烟好酒，内生火热，熏灼肺胃，灼津生痰，或生冷不节，嗜食肥甘厚味，损伤脾胃，致痰浊内生，上干于肺，阻塞气道，可致肺气上逆而作咳。情志刺激，肝失条达，气郁化火，气火循经上逆犯肺，可致肺失肃降而作咳。肺脏自病者，常由肺系疾病日久，迁延不愈，耗气伤阴，肺不能主气，肃降无权而肺气上逆作咳；或肺气虚不能布津而成痰，肺阴虚而虚火灼津为痰，痰浊阻滞，肺气不降而上逆作咳。

### （二）诊断

既往有心脏瓣膜病，如果出现咳嗽，且多在夜间发生或者劳动后加重，咳泡沫痰或者粉红色泡沫痰，可考虑心脏瓣膜病性咳嗽。

中医以辨证论治为基本手段，因此，凡是心脏瓣膜病患者出现以咳嗽为主要表现的情况时，均可考虑为心脏瓣膜病性咳嗽。

### （三）辨证论治

#### 1. 辨证要点

**1）辨有无外感**

患者有鼻塞、流涕、咽痒、恶寒发热等表证时以祛邪为主，同时扶正固本；无表证时则以补脾利水、宣肺止咳为主。

**2）辨虚实**

患者有水肿、痰浊等表现时以邪实为主，患者有乏力、脉沉细无力等表现时以本虚为主。

#### 2. 分型论治

**1）风寒袭肺**

**主要症状：**咳声重浊，气急，喉痒，咳痰稀薄色白。

**次要症状：**鼻塞，流清涕，头痛，肢体酸楚，恶寒发热，无汗等。

**舌象：**舌苔薄白。

**脉象：**脉浮或浮紧。

**治法：**疏风散寒，宣肺止咳。

**方药：**三拗汤合止嗽散。

---

麻黄5g，苦杏仁10g，甘草10g，桔梗10g，荆芥10g，紫菀15g，百部15g，白前10g，陈皮10g。

---

咳嗽较剧者，加枇杷叶15g、龙脷叶15g；痰难咳者，加浙贝母15g、前胡15g。

**2）风热犯肺**

**主要症状：**咳嗽咳痰不爽，痰黄或黏稠，喉燥咽痛。

**次要症状：**恶风身热，头痛肢楚，鼻流黄涕，口渴等。

**舌象：**舌苔薄黄。

**脉象：**脉浮数或浮滑。

**治法：**疏风清热，宣肺止咳。

**方药：**银翘散或桑菊饮加减。

---

金银花15g，连翘15g，桔梗10g，薄荷6g，竹叶10g，生甘草5g，牛蒡子15g，浙贝母15g，前胡15g，麻黄5g，苦杏仁10g。

---

咽喉疼痛、声音嘎哑者，加射干10g、牛蒡子10g、山豆根10g、板蓝根20g；口干明显者，加芦根30g。

**3）痰热郁肺**

**主要症状：**咳嗽气息急促，或喉中有痰声，痰多黏稠或为黄痰，咳吐不爽，或痰有热腥味，或咳吐血痰。

**次要症状：**胸胁胀满，或咳引胸痛，面赤，或有身热，口干欲饮。

**舌象：** 舌苔薄黄腻，舌质红。

**脉象：** 脉滑数。

**治法：** 清热肃肺，化痰止咳。

**方药：** 清金化痰汤。

黄芩12g，栀子12g，知母15g，桑白皮15g，瓜蒌子15g，贝母9g，麦冬9g，橘红9g，茯苓9g，桔梗9g，甘草3g。

若痰热郁蒸，痰黄如脓或有热腥味，加鱼腥草15g、浙贝母15g、冬瓜子15g清化痰热。

**4）肺阴亏耗**

**主要症状：** 干咳，咳声短促，痰少黏白，或痰中带血丝。

**次要症状：** 声音逐渐嘶哑，口干咽燥，常伴有午后潮热，手足心热，夜寐盗汗，口干。

**舌象：** 舌质红少苔，或舌上少津。

**脉象：** 脉细数。

**治法：** 滋阴润肺，化痰止咳。

**方药：** 沙参麦冬汤。

沙参10g，麦冬10g，玉竹6g，甘草3g，生白扁豆5g，冬桑叶5g，天花粉15g。

咳剧者，加川贝母15g、杏仁10g、百部10g润肺止咳。

**5）脾肾阳虚**

**主要症状：** 咳嗽，气促，不能平卧，咳痰清稀，怕冷。

**次要症状：**面浮，下肢肿，甚或一身悉肿，脘痞腹胀，或腹满有水，心悸，乏力，纳差，大便稀，尿少。

**舌象：**舌淡，苔薄白。

**脉象：**脉弦细。

**治法：**温补脾肾，肃肺止咳。

**方药：**真武汤合三拗汤加减。

附子15g，当归10g，茯苓30g，白术15g，猪苓10g，麻黄5g，苦杏仁10g，桔梗10g，僵蚕10g，淫羊藿10g，党参15g，姜半夏10g。

水肿势剧，上渍心肺，心悸喘满，倚息不得卧，咳吐白色泡沫痰涎者，加黑白丑（牵牛子）、椒目、葶苈子行气逐水；心悸者加酸枣仁、龙眼肉养心安神。

### （四）其他治疗

#### 1. 针疗

**主穴：**内关、间使、心俞、足三里、三阴交。

风寒咳嗽加风池、合谷，风热咳嗽加大椎、曲池，痰浊蕴肺加中脘、丰隆，肺肾阴虚加太渊、太溪。

#### 2. 灸疗

**选穴：**心俞、厥阴俞、中脘、神门。

每个穴位灸1～3分钟，每天1次。

#### 3. 推拿疗法

**常用穴位：**肺俞、大椎、天突、膻中、神阙、足三里、涌泉。

4. 拔罐疗法

**常用穴位：**肺俞、大椎、心俞、肾俞、膻中、足三里、涌泉。

风热犯肺和痰热壅肺者可于大椎、丰隆处刺络拔罐。

5. 穴位敷贴疗法

（1）将白芥子、延胡索、甘遂、细辛等打粉后加生姜汁调成稠膏状，用麝香镇痛膏或活血止痛膏贴于定喘、肺俞、心俞、肾俞、云门、大椎、天突、膻中、足三里等穴位上，每天1～2次。

（2）将中医硬膏（丁芪止痛膏）外贴于上述穴位上。

6. 中药热罨包穴位热敷法

将吴茱萸、细辛、丁香、紫苏子适量混合后装于适当大小的药袋中，并在微波炉中加热到合适的温度，热敷于肺俞、风门、心俞、中府等穴位上，每天1～2次。脾虚者加中脘、神阙、关元，肾阳不足者加涌泉。

7. 手术治疗

心脏瓣膜病导致的咳嗽，严重者需行手术治疗。

（五）单方验方

（1）竹茹15g，蒲公英30g，鱼腥草15g，水煎服，每天1剂，分两次服用。适用于咳嗽不停，并伴有黄痰。

（2）鹿茸10g，五味子10g，当归10g，熟地黄20g，打粉后用适量蜂蜜调服，每次8～10g，每天3次。

（六）食疗

猪瘦肉100g，鲜元宝草60g，洗净后加水炖烂，每天吃1剂，分两次食用。

# 第三节 肾病性咳嗽

肾病性咳嗽泛指在肾脏病基础上发生的咳嗽，多见于肾病综合征、肺出血肾炎综合征、慢性肾衰等疾病。其中肺出血肾炎综合征（Goodpasture综合征）是抗肾小球基膜型肾小球肾炎（由抗肾小球基膜抗体介导的一类自身免疫性疾病）的一种，主要诊断依据为血清抗肾小球基膜抗体阳性和/或肾脏病理免疫荧光显示免疫球蛋白G（IgG）沿肾小球基膜呈特征性线性沉积，伴有肺出血、咳嗽，因其患病率低，临床表现多不典型，病情进展迅速，故中医介入的机会不多。本节主要讨论慢性肾衰基础上出现的咳嗽——尿毒症肺炎。

尿毒症肺炎是终末期肾病因代谢产物和液体潴留引起的继发性、非感染性的肺部损害，也叫尿毒症肺水肿、尿毒症肺。早在20世纪初，人们就观察到尿毒症患者的肺部有着特殊的表现，肺部X线表现包括对称的双侧肺密度增加，主要局限于肺门区，有清晰的基底区和周围区，有“蝴蝶阴影”“蝙蝠摇摆阴影”“天使之翼”“太阳黑影”等不同的称呼。

## 一、病因病机

尿毒症肺的主要发病机制可概括为以下几个可能因素：①水钠潴留，容量负荷过大，引起静水压增高；②大量白蛋白丢失及营养不良等导致胶体渗透压降低；③尿毒症患者常有尿毒症性心脏病；④尿毒症毒素引起肺泡损伤，通透性增大。

另外，尿毒症患者因体液免疫及细胞免疫功能异常，全身和局部抵抗力降低，对细菌及病毒感染的免疫力低下，故容易合并感染，感染会加重患者病情，促进肾功能恶化，延长住院时间，严重影响患者的预后。在正常的免疫力受到影响的同时，体内前炎症因子和抗炎因子的失衡可导致微炎症状态，使尿毒症患者易发生心血管事件，这是尿毒症患者院内感染发生率和病死率高的主要原因之一。尿毒症患者尤其是接受维持性血液透析的患者普遍存在蛋白质能量消耗不良，这会加重免疫功能障碍并影响预后。人口老龄化和肾脏替代治疗技术的发展使老年尿毒症患者增多，老年尿毒症患者多体质虚弱、长期卧床、排痰不畅，同时肾功能衰竭导致水电解质代谢紊乱，尤其是接受维持性血液透析的患者因残余肾功能的减退，尿量减少，导致透析间歇水钠潴留而引起肺水肿，会进一步促进感染的发生。

本病属于中医的咳嗽、喘证、水肿等范畴。《类证治裁·喘证》云："肺为气之主，肾为气之根，肺主出气，肾主纳气，阴阳相交，呼吸乃和，若出入升降失常，斯喘作焉。"《素问·水热穴论》云："其本在肾，其末在肺，皆积水也。"均从病理关系上论证了肺肾同病的基本病机。其基本病机为素体禀赋不足，或久病劳倦，感受风、寒、热、湿之邪，毒邪侵袭，导致气化不利，水气上犯，气滞血瘀。病位在肺、脾、肾三脏。疾病早期以咳嗽、乏力、纳差为主者，病位主要在脾、肺；见尿少者，则说明肺、脾、肾三脏同时为病。疾病后期则病情进展快、证候复杂，主要表现为湿、热、毒、瘀。湿热侵袭，停滞三焦，阻滞气机，气机不畅，血行瘀滞，肺、脾、肾三脏受损，升降开合失常，清气不升，浊气不泄，酿为“浊毒”致阴阳失调，病情危急。多数患者为虚实夹杂，本虚标实，本虚多以气虚、血虚为主，标实多以湿热、血瘀多见。

## 二、诊断

尿毒症肺炎的西医诊断目前多依据1977年全国肾病座谈会（北戴河）制定的诊断标准：血肌酐＞442μmol/L，血尿素氮＞22.10mmol/L，有呼吸道症状和胸部X线表现，排除继发性感染和其他肺部疾病。尿毒症肺炎影像学表现的严重程度和肌酐水平相关，表现形式多样，无明显特异性，主要可分为四个阶段：①静脉高压期或者瘀血期；②间质性肺水肿期；③肺泡性肺水肿期；④肺间质纤维化期。此外，还可合并肺动脉高压、胸腔积液、胸膜炎、心脏增大等。

中医以辨证论治为基本手段，因此，凡是慢性肾衰患者出现以咳嗽为主要表现的情况，就可考虑为肾病性咳嗽，均可按照下述方法进行辨证论治。

## 三、辨证论治

### （一）辨证要点

#### 1. 辨有无外感

患者有鼻塞、流涕、咽痒、恶寒发热等表证时以祛邪为主，同时扶正固本；无表证时以补脾肾、宣肺止咳为主。

2. 辨虚实

患者有尿少、大便不通畅、舌苔厚腻等表现时当以祛邪为主；患者血肌酐较高，体内浊毒较盛时，需要泄浊通便，使邪有出路。

### （二）分型论治

#### 1. 风寒袭肺（多见于肾衰早期感受风寒之邪）

**主要症状：**咳嗽，咽痒，咳嗽声重，咳痰色白清稀。

**次要症状：**伴发热恶寒，头身疼痛，有或无水肿。

**舌象：**舌质淡红，舌苔薄白。

**脉象：**脉浮紧。

**治法：**疏风散寒，宣肺止咳。

**方药：**三拗汤合参苏饮或小青龙汤加减。

麻黄5g，苦杏仁10g，桔梗10g，僵蚕10g，紫苏叶10g，党参15g，姜半夏10g，陈皮10g，茯苓15g，甘草5g。

咳嗽较剧者，加紫菀30g、白前10g；痰难咳者，加浙贝母15g、前胡15g。

#### 2. 风热犯肺（多见于肾衰早期感受风热之邪）

**主要症状：**咳嗽甚重，气粗，咳痰不爽，痰黏稠或稠而色黄。

**次要症状：**流黄涕，口渴，咽痛，大便干。

**舌象：**舌质红，舌苔薄黄。

**脉象：**脉浮数。

**治法：**疏风清热，宣肺止咳。

**方药：**银翘散或桑菊饮加减。

---

金银花15g，连翘15g，桔梗10g，薄荷6g，竹叶10g，生甘草5g，牛蒡子15g，浙贝母15g，前胡15g，麻黄5g，苦杏仁10g。

---

大便不通畅者，加大黄10g或虎杖30g，口干明显者，加芦根30g。

3. 痰湿蕴肺（多见于肾衰期感受湿邪）

**主要症状：**咳声重浊，尤以晨起明显，痰多易咳出。

**次要症状：**乏力，纳差，时有恶心，或伴体倦、脘痞等不适，二便基本正常，下肢可见轻度水肿。

**舌象：**舌质淡红，苔白腻。

**脉象：**脉濡滑。

**治法：**燥湿化痰，理气止咳。

**方药：**三子养亲汤合二陈汤加减。

---

党参15g，姜半夏10g，陈皮10g，茯苓15g，甘草5g，僵蚕10g，厚朴10g，通草5g，白芥子10g，紫苏叶10g。

---

有水肿者，加车前子20g、猪苓10g；偏寒者，加桂枝10g、白术15g。

4. 痰热壅肺（多见于肾衰期感受热邪）

**主要症状：**咳嗽气粗，可闻及喉中痰响，痰多黄稠，咳痰不爽。

**次要症状：**口干欲饮，胸闷，尿黄，大便不通畅，可见下肢轻度水肿。

**舌象：**舌质红，舌苔黄腻。

**脉象：**脉滑数。

**治法：**清热化痰，降气止咳。

**方药：**清金化痰汤或麻黄杏仁甘草石膏汤加减。

---

麻黄5g，苦杏仁10g，桔梗10g，僵蚕10g，浙贝母15g，前胡15g，黄芩10g，瓜蒌皮15g，石膏45g，姜半夏10g。

---

大便不通畅者，加大黄10g或虎杖30g；有水肿者，加车前子20g，猪苓10g，桑白皮30g。

**5. 肺、脾、肾气虚，湿浊阻滞（多见于肾衰尿毒症期）**

**主要症状：**咳嗽，痰如白沫，咳吐不利，气短。

**次要症状：**纳差、恶心，心慌，形寒汗出，面色晦暗或苍白，易感冒，可见下肢水肿。

**舌象：**舌淡胖，边有齿痕，苔白腻。

**脉象：**脉弦细。

**治法：**健脾祛湿，补肾纳气。

**方药：**补肺汤、六君子汤加减。

---

陈皮10g，半夏10g，浙贝母15g，白术15g，茯苓15g，草果10g，土茯苓30g，薏苡仁30g，黄芪30g，当归10g，补骨脂15g，大黄5g。

---

大便不通畅者，加火麻仁30g或肉苁蓉30g；有水肿者，加

车前子20g，猪苓10g，麻黄10g。有瘀象者，可选加桃仁、川芎、水蛭活血化瘀；若肺虚有寒，怕冷，可加桂枝、细辛温阳散寒；兼阴伤低热者，加麦冬、玉竹、知母养阴清热；若寒痰内盛，加钟乳石、紫苏子、款冬花温肺化痰定喘。

**6. 脾肾阳虚，水气上犯（多见于肾衰尿毒症期）**

**主要症状：**咳嗽，气促，不能平卧，咳痰清稀，怕冷。

**次要症状：**面浮，下肢肿，甚或一身悉肿，脘痞腹胀，或腹满有水，心悸，乏力，纳差，大便稀，尿少。

**舌象：**舌淡，苔薄白。

**脉象：**脉弦细。

**治法：**温补脾肾，肃肺止咳。

**方药：**真武汤合三拗汤加减。

---

附子15g，当归10g，茯苓30g，白术15g，猪苓10g，麻黄5g，苦杏仁10g，桔梗10g，僵蚕10g，淫羊藿10g，党参15g，姜半夏10g。

---

有瘀血者，可选加红花、赤芍、泽兰、益母草行瘀利水；水肿势剧，上渍心肺，心悸喘满，倚息不得卧，咳吐白色泡沫痰涎者，加黑白丑（牵牛子）、椒目、葶苈子行气逐水；心悸者，加酸枣仁养心安神。同时可加用参附注射液或参附青注射液。

**（三）证治要点**

肾脏病患者由于免疫抑制剂等药的使用，病情比较复杂，多数属于虚实夹杂，用药需要注意祛邪而不伤正。对于正在使用大剂量糖皮质激素的患者，需要注意滋补肺肾阴津；对于肾病综合征后期，服用小剂量免疫抑制剂者，需要适当予以温补脾肾；对于慢性肾功能不全的患者，因肾的排毒功能下降，需要注意解毒、泄浊、化湿药物的合理运用。

## 四、其他治疗

### 1. 针疗

根据《素问·咳论》中“治脏者治其俞，治腑者治其合”的针灸治咳原则，以通调肺脾肾、降逆止咳为治则，肺与膀胱同调。

**主穴：**大杼、风门、肺俞、脾俞、天突、膻中、列缺。

风寒咳嗽加风池、合谷，风热咳嗽加大椎、曲池，痰浊蕴肺加中脘、丰隆，肺肾阴虚加太渊、太溪。

### 2. 灸疗

**选穴：**大杼、风门、肺俞、脾俞、天突、膻中、列缺、乳根、膏肓。

按从上到下的顺序，每次每穴10～15分钟，每天1～2次。脾虚明显的可采用脐灸，肾阳虚明显的可采用督脉灸。

### 3. 推拿疗法

**常用穴位：**肺俞、大椎、天突、膻中、神阙、足三里、涌泉。

### 4. 拔罐疗法

**常用穴位：**肺俞、大椎、脾俞、肾俞、膻中、足三里、涌泉。

可采用走罐法，选取督脉（大椎至命门）和足太阳膀胱经（风门至大肠俞），按从上到下的顺序进行治疗。

风热犯肺和痰热壅肺者可于大椎、丰隆处刺络拔罐。

### 5. 穴位敷贴疗法

（1）将白芥子、延胡索、甘遂、细辛等打粉后加生姜汁调成稠膏状，用麝香镇痛膏或活血止痛膏贴于定喘、肺俞、脾俞、肾俞、云门、大椎、天突、膻中、足三里等穴位上，每天1～2次。

（2）将中医硬膏（丁芪止痛膏）外贴于上述穴位上。

（3）将大蒜捣烂成泥，捏成饼状，敷于双侧足底涌泉穴处，以胶布固定。每晚洗脚后擦干，敷药1次，7天为1个疗程。

### 6. 中药热罨包穴位热敷法

将适量吴茱萸、细辛、丁香、紫苏子混合后装于适当大小的药袋中，并在微波炉中加热到合适的温度，热敷于肺俞、风门、大杼、中府等穴位上，每天1～2次。脾虚者加中脘、神阙、关元，肾阳不足者加涌泉。

## 五、单方验方

（1）人参蛤蚧散。红参（体质偏热者用西洋参）30g，蛤蚧1对，烘干后打粉备用，于上午空腹时开水冲服，每天8～10g。

（2）三生丸。胡桃3个，生姜10g，杏仁10g，制成丸剂，睡前嚼服。

（3）久嗽不止，核桃3个，人参10g，杏仁10g，打粉后用蜂蜜调服，每天1次。

（4）四味鹿茸丸。鹿茸10g，五味子10g，当归10g，熟地黄20g，打粉后用适量蜂蜜调服，每次8～10g，每天3次。

（5）银杏膏。陈细茶100g，白果肉100g，核桃肉100g，蜂蜜500mL。入锅内炼成膏，不拘时服。

（6）百部酒。百部300g，高粱酒1L，浸泡7天后饮用，每次5～10mL，每天3次。

（7）百花膏。百合500g，款冬花300g，蜂蜜500mL，熬成膏后服用，每次10～20mL，每天3次。

（8）久咳神仙膏。萝卜500g（捣汁），生姜15g，大贝母60g，蜂蜜60g，饴糖250g，一起熬成膏后适量服用，每天1次。

## 六、食疗

（1）百合30g，蜂蜜30g，加适量大米煮粥，每天1次。

（2）杏仁30g，莱服子30g，加适量大米煮粥，每天1次。

（3）五味子10g，白矾10g，打成粉末，以煮熟的猪肺尖蘸来吃，每天1次。

## 第四节 反流性咳嗽

胃食管反流病（gastroesophageal reflux disease，GERD）不仅是胃和食管的疾病，而且还有消化道外的表现，特别是有呼吸系统并发症，如慢性咳嗽、慢性咽炎、支气管哮喘、吸入性肺炎等，因此越来越受到关注。胃食管反流性咳嗽（gastroesophageal reflux cough，GERC），是一种胃内容物反流并刺激食管及气道，引起咳嗽及其他症状表现的疾病，约半数在临床上单独表现为慢性咳嗽（称反流性咳嗽），而无典型的GERD反流样症状，其诊断与治疗有一定难度。

反流性咳嗽的主要症状有咳嗽、咳痰和胃食管反流症状。①咳嗽：持续的时间可从数周到数年；②咳痰：反流性咳嗽以干咳为主，部分患者可以咳痰，多为白色黏液痰，咳痰与反流刺激的反射机制有关，并不代表有感染的存在；③胃食管反流症状：典型表现为胸骨后烧灼感、反酸、嗳气、胸闷等。有微量误吸的GERD患者，早期更易出现咳嗽症状及咽部症状。临床上也有不少GERD患者完全没有反流症状，咳嗽是其唯一的临床表现。咳嗽大多发生在日间和直立位，干咳或者咳少量白色黏痰。

## 一、病因病机

反流性咳嗽的发病机制包括反流物直接刺激、气道微吸入、迷走神经反射等。①局部刺激：在没有误吸的情况下，反流物可通过刺激咽喉局部黏膜引起咳嗽反射而导致咳嗽；②吸入刺激：吸入的反流物刺激下呼吸道可引起咳嗽（微量误吸可导致咽炎、支气管炎，大量误吸可以引起肺吸入综合征、吸入性肺炎、肺纤维化、支气管扩张等）；③神经反射：反流物刺激食管、支气管引起咳嗽反射可导致慢性咳嗽。胃内酸性消化液反流入食管下段，刺激呼吸道迷走神经，可引起平滑肌痉挛而导致气喘不止。

中医无反流性咳嗽的独立病名，根据其临床特点，可将其归属于胃咳、内伤咳嗽等范畴。《素问·咳论》曰："五脏六腑皆令人咳，非独肺也。"亦曰："寒饮寒食入胃，寒气循肺脉上入肺中，内外寒邪相合，肺以恶寒，遂发肺咳之病也。"《医家心法·吞酸》曰："凡是吞酸，尽属肝木曲直作酸也。"故认为反流性咳嗽是先有胃肠疾患，后生咳嗽，既无表证，当求内因，所谓诸脏先伤，后传于肺，标见于肺，而其本在脏腑之间。产生咳嗽症状，除有胃腑气不得通降的原因外，最明显的尚涉及肝气作用。本病肝气犯肺的病机，不同于木火刑金、上逆侮肺之证，而是以肝胃气机失调、升降失司、肺失清肃为主。

## 二、诊断

反流性咳嗽的西医诊断应结合病史、食管pH监测及治疗反应综合考虑。诊断标准：①慢性咳嗽，以白天咳嗽为主；②食管24小时pH监测胃食管反流积分 > 14.70；③排除咳嗽变异性哮喘（CVA）、嗜酸粒细胞性支气管炎（EB）、上气道咳嗽综合征（PNDS）；④抗反流治疗后咳嗽明显减轻或消失。抗反流治疗有效是诊断反流性咳嗽的最重要的标准，但抗反流治疗无效并不能完全排除反流性咳嗽的存在，因为可能抗反流治疗力度不够，或者内科药物治疗无效，或者是非酸反流等。对于高度怀疑反流性咳嗽的患者，可行诊断性治疗。诊断性治疗应持续1～3个月，因为有些患者需要2～3个月，咳嗽方能缓解。

辅助检查包括钡餐检查、胃镜检查、食管压力测定、食管24小时pH监测等。①钡餐检查：如果观察到钡剂从胃里往食管运动，就说明存在胃食管反流。但钡餐检查的特异性及敏感性均较差。②胃镜：电子胃镜发现食管黏膜病理改变，是证明存在胃食管反流的最直接证据。约60%有胸骨后烧灼感、反酸等症状的患者在胃镜检查时可发现食管黏膜损害。但不是所有的胃食管反流均能导致慢性咳嗽。③食管压力测定：食管下段一过性括约肌松弛是导致胃食管反流的重要原因。④食管24小时pH监测：应用pH记录仪在生理状况下对患者进行24小时食管pH连续监测，可提供食管是否存在过度酸反流的客观证据，目前认为食管24小时pH监测是最重要、最敏感的诊断措施。通过动态监测食管pH的变化，获得24小时食管pH＜4的次数、最长反流时间、食管pH＞4占监测时间的百分比等参数，最后以胃食管反流积分表示反流程度。检查时需实时记录反流相关症状，以获得反流与咳嗽症状的相关概率，明确反流时相与咳嗽的关系。

中医以辨证论治为基本手段，且中医辨证论治可先于各种诊断性检查，根据中医四诊信息进行辨证论治，不必等候各项检查结果，以尽快缓解患者的不适症状。

## 三、辨证论治

### （一）治则治法

气机升降失常，胃气上逆，肺失肃降为反流性咳嗽的基本病机；若肝气不疏，郁而化热，横逆犯胃，也可导致肺胃气机失常而作咳。故本病以脾胃受损为本，肺失宣肃、肝失条达为标，其病性为本虚标实。治疗应从肺、肝、胃入手，以肺、肝为标，以胃为本，以疏肝肃肺止咳为标，以脾胃降逆为本，从而达到标本兼治的效果。

### （二）分型论治

根据《中医病证诊断疗效标准》，咳嗽分8个证候类型。而在反流性咳嗽的临床诊疗中，有很大一部分患者的临床表现不能归入这些证候类型中。以下为较常见的证候类型。

#### 1. 脾虚气滞

**主要症状：**咳嗽，咳吐清水，晨起咳白色稠痰，痰多，烧心，胸骨后或心窝部疼痛，反酸，嗳气。

**次要症状：**胃脘隐痛，纳差，大便稀溏或每天次数多。

**舌象：**舌质淡，苔薄白或苔白厚。

**脉象：**脉沉或弦细。

**治法：**健脾理气，化痰止咳。

**方药：**香砂六君子汤加减。

陈皮10g，法半夏15g，党参15g，白术20g，茯苓30g，甘草5g，砂仁10g，木香10g，生姜3片。

咳嗽较剧者，加款冬花10g、地龙10g；痰难咳者，加浙贝母15g、前胡10g。

2. 肝胃不和

**主要症状：**咳嗽，干咳，少痰，烧心，胸骨后或心窝疼痛，反酸嗳气，两胁疼痛，善太息，或烦躁易怒，胸胁引痛，咽干咽痒。

**次要症状：**胃脘胀满，大便干结，口干。

**舌象：**舌质红，苔薄白或薄黄腻。

**脉象：**脉弦或滑数。

**治法：**疏肝和胃，降逆止咳。

**方药：**柴胡疏肝散合旋覆代赭汤加减。

柴胡15g，陈皮15g，川芎10g，香附10g，枳壳（麸炒）10g，白芍10g，炙甘草5g，代赭石15g，旋覆花10g。

大便不通畅者，加决明子30g或虎杖30g；口干明显者，加天花粉30g。

### 3. 脾虚胃热

**主要症状：**咳嗽，咳白色稠痰，烧心，反酸，胸骨后疼痛，胃中嘈杂，胸中烦闷。

**次要症状：**大便时干时稀。

**舌象：**舌质红或淡红，苔薄白或白厚或黄。

**脉象：**脉滑数。

**治法：**平调寒热，健脾和胃止咳。

**方药：**半夏泻心汤合六君子汤加减。

法半夏15g，黄芩10g，干姜10g，党参10g，炙甘草9g，黄连3g，大枣10g，白术15g，茯苓15g，陈皮5g。

大便偏干者，加枳实15g；恶心欲吐者，干姜换用生姜。

### 4. 肺胃阴虚

**主要症状：**咳嗽，干咳，少痰，胃脘隐隐灼热或时发隐痛，反酸，纳少，渴喜冷饮。

**次要症状：**咽干咽痒，口干唇燥，大便秘结。

**舌象：**舌质红，苔少或光剥。

**脉象：**脉细。

**治法：**滋养胃阴，润肺止咳。

**方药：**沙参麦冬汤加减。

北沙参30g，麦冬30g，玉竹15g，甘草5g，白扁豆15g，桑叶10g，天花粉10g。

干咳明显者，加百部15g、五指毛桃30g；大便干结者，加紫菀20g、桑白皮15g。

## 四、其他治疗

### 1. 针疗

可采用针刺督脉背段的方法治疗反流性咳嗽。

**操作：**取身柱、神道、灵台、至阳、筋缩、中枢、脊中及第4胸椎、第8胸椎、第12胸椎棘突下。毫针向上斜刺15mm，以刺手感觉得气为度，平补平泻，每隔15分钟行针1分钟，留针30分钟，每周3次，连续治疗8周。

### 2. 灸疗

通常在中药治疗的基础上可配合艾灸治疗。艾灸产生的温热效应可使组织升温，加强代谢，提高患者自身的调节能力，进而改善脾胃升清降浊的功能，减少胃食管反流。

**操作：**点燃艾条的一端，对准足三里及中脘，于距皮肤约3cm处进行悬灸，使局部有温热感即可，每穴灸25分钟左右。隔日1次，治疗5次。

### 3. 推拿疗法

捏脊能够调理脏腑，针刺、推拿二法同用，可以起到和胃降逆、疏肝理气、肃肺止咳的作用。

**捏脊：**两手沿脊柱两旁，自下而上连续夹提肌肤，边捏边向前推进，自尾骶部开始，一直捏到颈项部的大椎穴，在经过脏腑背俞穴——肺俞、肝俞、胃俞、大肠俞时行提拿手法，重复3次。每周治疗3次，4周为1个疗程。

4. 耳穴压豆

**主穴：**食管、贲门、胃、消化系统皮质下。

**配穴：**脾、肝、胆、交感。

**探穴：**首先在自然光下，观察耳轮脚周围的皮肤颜色是否有改变，局部是否有丘疹、脱屑、形态改变，以及血管的分布与走向。然后用酒精消毒皮肤，用耳穴探棒由轻到重地在患者耳朵主穴的相应部位探查敏感点（主穴的反应点）。当患者感觉耳朵探查部位有刺痛感时，变换探棒的方向与角度，寻找最痛点的位置，此即主穴的精准位置，最后把粘有王不留行籽的胶布贴在探查的穴位上，其他配穴依次贴上。

**按压：**每天按压5～6次，每次按压2～4分钟，以局部有酸麻、胀痛，皮肤有热感为佳，贴3天后取下，换另一侧耳取穴压豆，8周为1个疗程。

5. 穴位敷贴疗法

（1）将生晒参、陈皮、丁香、威灵仙、冰片按照1∶2∶2∶1∶1的比例混合，研磨成粉，用姜汁调和均匀，制成直径为1～1.5cm、厚度为0.5～0.8cm的膏状药饼，敷于天突、肺俞、脾俞、中脘、足三里等穴位上，每次4小时，每周2次。连续治疗4周。

（2）将中医硬膏（丁芪止痛膏）外贴于上述穴位上。

6. 中药热罨包穴位热敷法

将适量吴茱萸、细辛、丁香、紫苏子混合后装于适当大小的药袋中，在微波炉中加热到合适的温度，热敷于肺俞、脾俞、中脘、足三里等穴位上，每天1～2次。

## 五、食疗

（1）胡椒炖猪肚：猪肚1个，白胡椒15g，生姜9g，砂仁5g。生姜切成丝，白胡椒压碎，将两者同砂仁一起放入洗干净的猪肚内，加入少量水，再用线将其扎紧。将猪肚放到砂锅中，加水适量，用文火慢炖至熟，最后加入少许调料即可。饮汤吃肚，每2～3天食用1次，连续食用3～5次。

（2）橘皮粥：新鲜橘皮25g，粳米50g。新鲜橘皮洗净后切成块，与粳米一起煮成粥后即可食用。每天早餐食用1次。

（3）小茴香粥：小茴香30g，粳米200g。将小茴香放入纱布袋中扎口，将纱布袋放入加水的锅中煮30～40分钟后，将纱布袋丢弃，再加入适量的水和粳米熬成粥，最后加入适量盐调味。早、晚食用。

# 第五节　结缔组织病相关性咳嗽

结缔组织病（connective tissue disease，CTD）是一大类自身免疫异常性疾病，包括皮肌炎、干燥综合征、系统性红斑狼疮、类风湿性关节炎、混合性结缔组织病以及未分化的结缔组织病等。可累及心、肺、肾等多个脏腑系统，其最常见的肺部并发症为间质性肺病（interstitial lung disease，ILD），又称为结缔组织病相关间质性肺病。

ILD临床表现为进行性呼吸困难、咳嗽、咳白稀痰，肺功能表现为限制性通气功能障碍、弥散功能降低、低氧血症，肺CT显示双肺弥漫性病变，其主要病理改变为肺间质弥漫性炎性渗出、浸润及间质纤维化。研究表明，25%以上的CTD会出现ILD，而15%～20%的ILD由CTD引起，45%～75%的系统性硬皮病患者会出现ILD，而系统性红斑狼疮患者出现该病的情况相对较少，占所有系统性红斑狼疮患者的2%～8%，其他CTD（如类风湿性关节炎、多发性肌炎/皮肌炎等）患者ILD的发生率约为20%。由此可见，临床上CTD相关ILD的发生率较高，并且ILD作为CTD最严重的并发症之一，严重影响患者的生活质量及生存期。目前西药治疗是根据CTD是否活动、ILD病变是否进展来确定糖皮质激素、免疫抑制剂及抗纤维化药物的使用，但随之而来的血尿、白细胞减少、恶心等不良反应，甚至出血性膀胱炎、血液系统恶性肿瘤、严重感染等的风险可能会导致严重不良后果。中药在改善ILD患者症状、提高患者生活质量等方面发挥着不可或缺的作用。

## 一、病因病机

ILD是一种可以累及肺泡上皮、肺毛细血管内皮、淋巴管周围及血管周围组织的弥漫性肺实质性疾病。研究认为，ILD的发病机制与遗传易感性、免疫失调和/或宿主修复过程异常等有关。

祖国医学将ILD归属于肺痹、肺痿等范畴，其中医病因病机错综复杂，在此基础上发生的剧烈咳嗽的治疗也更为棘手，属于顽固性咳嗽、难治性咳嗽范畴。该病的原发病是结缔组织病，属于痹病范畴。病邪侵袭肺脏，痹阻肺络，出现五脏痹病中的肺痹。肺痹时气流出入受阻，肺的吸清呼浊功能受限，肺内壅塞，出现缺氧和/或二氧化碳潴留，表现为胸室闷、咳嗽、短气等症状，比较符合ILD早中期病理变化。病变发展至后期，肺气消耗，肺失濡养，肺叶萎弱不用，即为肺痿。此时，肺泡功能缺失，吸入的氧气无法通过肺泡进入血液，人体表现为缺氧，二氧化碳正常或低下，甚至出现肺叶纤维化状态，以及久咳、短气、喘闷、声哑、吐浊唾涎沫等症状。

### 1. 内伤虚损为本病发病的根本

陈士铎在《辨证录》中指出："肺痹之成于气虚，尽人而不知也……"患者饮食失节、劳逸失调，致使肺脾气虚，造成痰瘀等病理产物堆积、损及肺络，“气为血之帅”，气虚血亦亏，气血不足，肺络中气血运行不畅，肺络痹阻，日久则发为肺痹。

**2. 卫强营弱是本病发病的重要病机**

营气是行于脉中而具有营养作用的气，卫气是行于脉外而具有保卫作用的气，二者分别具有阴阳属性，营卫系统是中医学解释人体各种病理生理现象的理论体系。营卫协调，则气机顺畅；卫气与营气失去相对平衡，就会导致一系列疾病发生。卫气与免疫系统具有很高的相似性，卫气之卫外作用类似免疫系统对抗原或异常物质的清除作用；而营气是一种具有营养与濡润作用的气。

卫强，指卫中邪气亢盛，即免疫应答异常亢进，免疫系统发挥作用过强而攻击自身正常组织器官，可归为自身免疫性疾病病机范畴。营弱，指营中阴气弱，营养物质被削弱，则人体正气虚弱，脏腑生理功能不能正常发挥作用，日久容易产生各种慢性虚损性疾病。肺痿表现为肺叶津枯，营气不从，故营弱为其基本病机。

**3. 痰瘀毒邪贯穿本病始终**

正气亏虚，人体水液、血液的运行能力下降，导致水停为痰、血聚为瘀，痰瘀互结，日久化热蕴毒，三者胶结，贯穿疾病全程。毒邪瘀阻是本病发病的重要因素，毒瘀阻滞引发肺络不和，而肺络不和会导致痰瘀毒进一步壅滞，二者互为因果、互相影响。由此可见，痰瘀毒阻肺贯穿整个ILD发展过程。

## 二、诊断

目前，国内外均无诊断ILD的统一标准，主要由风湿免疫科和呼吸科医生依靠病史、体格检查、血清学检测、影像学检查、肺功能检查、痰检或支气管肺泡灌洗检查甚至肺活检，分别对CTD和ILD进行诊断，再进行综合分析诊断。

## 三、辨证论治

### （一）辨证要点

#### 1. 辨有无外感

患者有鼻塞、流涕、咽痒、恶寒发热等表证时注意以祛邪为主，同时扶正固本；无表证时，则以补脾肾、宣肺止咳为主。

#### 2. 辨虚实

本病表现为虚实夹杂，因虚致实，实邪又可加重或者诱发疾病急性发作，故在辨治过程中应注意辨别当前患者的虚实状态。以虚证为表现时，治疗以扶正为主，祛邪为辅；以实邪为表现时，治疗以祛邪为主，适当扶正，以免闭门留寇。

#### 3. 辨病程长短

本病早期属于肺痹范畴，后期表现为消瘦、久咳、短气、喘闷、声哑、吐浊唾涎沫等肺痿症状。不同时期治疗方向不一，故要注意辨别病程长短。

### （二）分型论治

#### 1. 风寒阻络，肺失宣降

**症状：**咳嗽，气短，恶风寒，痰白清稀。

**舌象：**舌淡，苔薄白或水滑。

**脉象：**脉浮缓，或浮紧。

**治法：**疏风散寒，宣肺止咳。

**方药：**小青龙汤加减。

桂枝15g，姜半夏10g，五味子10g，麻黄5g，白芍15g，炙甘草10g，细辛3g，五味子10g。

痰难咳出加桔梗、苦杏仁，伴鼻塞流涕加辛夷花、苍耳子，胸闷、口干、烦躁者加石膏，喉中鸡鸣声加射干等。

#### 2. 气阴两伤

**症状：**喘息，动则尤甚，气短，干咳；或见胸闷，少痰，神疲乏力，口干，腰膝酸软，自汗、盗汗。

**舌脉：**舌质黯红少津，少苔。

**脉象：**脉沉、弦、紧、涩或结代。

**治法：**益气养阴。

**方药：**清燥救肺汤加减。

桑叶10g，石膏30g，甘草10g，胡麻仁10g，阿胶10g，枇杷叶15g，人参10g，麦冬15g，苦杏仁10g。

咳嗽较甚者，加紫菀、款冬花、百部；痰黏难咳者，加海蛤粉、海浮石、瓜蒌皮、黄芩。还可加用血肉有情之品和味厚之品，如阿胶、龟甲胶、熟地黄、枸杞子、桑椹等，以填精益髓，达金水相生、标本同治之效。

3. 脾虚肺弱

**症状：**咳嗽气短，痰白，清稀，神疲，纳呆，大便时溏泻，自汗，乏力。

**舌象：**舌淡苔薄白，有齿印。

**脉象：**脉细沉无力。

**治法：**补脾益肺。

**方药：**六君子汤加减。

---

陈皮10g，半夏10g，党参30g，白术15g，炙甘草10g，茯苓15g。

---

自汗明显者可服用补中益气汤。

4. 痰瘀阻肺

**症状：**咳嗽痰多，色白或呈泡沫状，有痰鸣音，甚至痰中带血，可见胸闷刺痛等。

**舌象：**舌暗紫，苔白腻，舌下静脉迂曲。

**脉象：**脉弦滑或弦涩。

**治法：**化痰通络。

**方药：**桂枝茯苓丸合陈夏六君子汤。

---

桂枝15g，茯苓15g，牡丹皮15g，桃仁15g，白芍15g，陈皮10g，姜半夏10g，党参30g，炙甘草10g。

---

如伴有情绪烦躁，手足冷，可服用血府逐瘀汤；兼有

郁热者，加石膏、知母等；颜面、口唇、指甲发绀，血瘀重者，加丹参、地龙、水蛭等；痰鸣喘息、心悸不得平卧者，加葶苈子等；肺肾气虚、失于固摄者，加党参、五味子、山茱萸等；大便秘结者，不可峻下，应当润下，或结合益气固摄之品，以防上竭下脱。

5. 肺肾亏虚（多见于疾病后期）

**症状：**神疲气短，畏寒肢冷，甚至阳虚水泛致浮肿，纳呆。

**舌象：**舌淡胖，苔白滑。

**脉象：**脉沉细，或沉弦。

**治法：**温肾补肺，通阳利水。

**方药：**真武汤合三拗汤加减。

附子15g，当归10g，茯苓30g，白术15g，猪苓10g，麻黄5g，苦杏仁10g，桔梗10g，僵蚕10g，党参15g，姜半夏10g。

有瘀血者可选加红花、赤芍、泽兰行瘀利水；水肿势剧，上渍心肺，心悸喘满，倚息不得卧，咳吐白色泡沫痰涎者，加黑白丑（牵牛子）、椒目、葶苈子行气逐水；口干欲饮，饮则吐水，表现为水逆症状者，可加五苓散。

## 四、其他治疗

### 1. 八段锦

练习导引可使呼吸调和、肺气和顺、周身百骸气血条达，对改善本病患者状态具有积极的治疗意义。八段锦是以动作柔和缓慢、圆活连贯、亦松亦紧、亦动亦静、神形相合及气寓其中为特点的中医导引术。每天做1次八段锦，可有效改善ILD患者呼吸不利和慢性咳嗽的症状。

### 2. 皮内针

分两组进行取穴。第一组以百会、太冲、神门、心俞、尺泽为主穴，第二组以内关、四神聪、照海、膻中、列缺为主穴。

痰浊壅盛加丰隆、足三里，瘀血明显加膈俞、血海，肺肾亏虚加肺俞、太溪。两组穴位交替进行。

留针时间为1～2天，10天为1个疗程，每个疗程间隔3天，共3个疗程。

### 3. 穴位敷贴

取紫苏子、白芥子、冰片、莱菔子、半夏、赤芍各10g，瓜蒌30g，研末混合，用鲜姜汁将药调成膏状，摊于直径3cm的塑料纸上，分别敷于肺俞、中府、膏肓、大椎、膻中、太渊、尺泽等穴位上，用胶布固定，6～8小时后取下，局部用清水擦拭干净，待皮肤休息后再次敷药。若敷药后局部有烧灼、刺痒等症状，属正常药物反应；若刺痛难忍，可将鲜姜汁换成蜂蜜进行调药。10天为1个疗程。合并肺气肿、慢性支气管炎者，采用冬病夏治效果更佳。

**临证加减：**肾虚者加肾俞、太溪，喘甚者加天突、定喘，盗汗、咯血者加膈俞、阴郄，胸痛者加内关，痰多者加丰隆。

## 五、单方验方

（1）炙甘草膏：以炙甘草汤为原方，熬制为膏方，每天2勺，适用于间质性肺病后期神疲气弱、吐痰、便秘、手足心烦热者。

（2）百部酒：百部300g，高粱酒1L，浸泡7天后饮用，每次5～10mL，每天3次。

## 六、食疗

（1）黑豆炖雪梨：雪梨1～2个，黑豆30g。雪梨洗净，切片（不去皮，不去核），加水适量，放入黑豆，文火炖烂，熟后服食。适用于老年人肺肾亏虚者。

（2）百合蜜饮：新鲜百合200g，和蜂蜜蒸软，常食有润肺止咳之功。适用于干咳少痰者。

（3）生姜竹芦饮：竹茹15～30g（可用鲜竹沥替代），鲜芦根15～30g（干品减半），丝瓜络9g，煮汤饮用。如有白腻苔，加生姜2～7片，白腻苔重者加茯苓、赤小豆、薏苡仁、莲子。

# 第六节 咽喉疾病性咳嗽

咽喉疾病性咳嗽属祖国医学咽痒、风热喉痹、慢喉痹等范畴，多见于现代医学中的上呼吸道感染、急慢性咽喉炎等。

## 一、病因病机

咽喉疾病性咳嗽的病因有内外之分。外因多为风、寒、热、燥之邪所致伤风感冒后失治、误治；内因多为脏腑经络及气血津液功能失调而化风、化燥、化火、化瘀等，致咽部干燥而生风、生燥、生火、痰凝血瘀而致咳。

咽喉疾病性咳嗽主要由咽喉疾病引起，涉及诸多脏腑。咽喉与气道相连，内应于肺，同属肺系，咽喉病变可以影响肺的功能而产生咳嗽，如沈金鳌在《杂病源流犀烛》中提出："盖肺不伤不咳；脾不伤不久咳；肾不伤、火不炽，咳不甚。"因此，咽喉疾病性咳嗽不仅与肺相关，而且与脾、胃、肝、肾等多脏腑相联系，各脏腑的病变亦可影响到咽喉，引起咳嗽，临证需仔细辨别。

## 二、诊断

咽喉疾病性咳嗽是以各类咽喉病变为主因所导致的咳

嗽。患者常伴有不同程度的咽喉部干燥、微痛或异物感，少数患者可有声音沙哑，甚至失音。诊断以咽喉部不适伴咳嗽为要点，咽喉部检查可正常，但常可见黏膜红肿、充血、水肿，或伴有咽部淋巴滤泡增生。

## 三、辨证论治

### （一）辨证要点

咽喉疾病性咳嗽，病位在咽喉，辨证首先辨病因，其次辨病性，包括辨明虚实寒热。咽喉疾病性咳嗽多伴有咳痰，痰黏腻难咳，咽喉瘙痒或灼热刺痛不适，或伴咽喉干燥乏津，或声音嘶哑、咽喉有异物感等。本病缠绵难愈，易反复发作，易由急性转为慢性，部分患者迁延不愈，病程冗长，临床疗效欠佳。

### （二）分型论治

对于咽喉疾病性咳嗽的诊疗，干祖望教授的经验可以借鉴，其根据“喉属肺系”的理论，认为本病虽发于咽喉，但与脏腑功能失调密切相关，对于本病的辨证论治应注重与脏腑间的联系。

#### 1. 邪困肺经

**主要症状：**喉痒干咳，少痰色白，咳痰不爽。

**次要症状：**伴恶寒、发热。

**舌象：**舌淡红，苔薄白。

**脉象：**脉浮。

**治法：**宣肺解表，利咽止咳。

**方药：**三拗汤加味。

麻黄5g，杏仁10g，甘草5g，蝉蜕5g，防风10g，桔梗10g。

痰色白者，加陈皮、紫苏子、僵蚕；痒咳剧烈，且咽喉黏膜充血者，加薄荷、天竺黄、芦根、射干等。

**2. 心火独盛**

**主要症状：**喉痒干咳，频作清嗓，咽干喜饮，心烦失眠。

**次要症状：**咽后壁鲜红，或暗红。

**舌象：**舌尖红，舌苔黄。

**脉象：**脉细弦。

**治法：**清心泻火，利咽喉。

**方药：**导赤散加味。

生地黄15g，竹叶10g，白茅根15g，灯心草3g，玄参15g，牡丹皮10g，芦根15g，天竺黄6g，知母10g，杏仁10g，石膏15g。

**3. 胃火肾虚**

**主要症状：**喉痒干咳，夜卧尤甚，口燥咽干，饮水不解。

**次要症状：**咽暗红干燥，咽后壁可伴有淋巴滤泡增生。

**舌象：**舌红，苔薄白。

**脉象：**脉细数。

**治法：** 清胃泻火，滋肾养阴。

**方药：** 玉女煎加味。

知母5g，石膏15g，山药10g，牛膝5g，牡丹皮15g，百合10g，麦冬6g，玄参15g。

虚热明显者，可酌加黄柏、生地黄。

#### 4. 津液亏损

**主要症状：** 咽喉干痒，咳嗽声重，甚则咳引胸痛，痰少而黏。

**次要症状：** 舌面及咽喉部黏膜干燥，失润。

**舌象：** 舌红，苔薄。

**脉象：** 脉细。

**治法：** 滋阴润燥，濡养咽喉。

**方药：** 增液汤加味。

沙参10g，麦冬10g，生地黄10g，知母10g，石膏15g，桑叶10g，杏仁10g，白茅根10g，天竺黄6g，川贝母6g。

#### 5. 脾衰土弱

**主要症状：** 咳嗽声浊，咳痰色白清稀，少气懒言。

**次要症状：** 纳差，大便黏腻。

**舌象：** 舌质淡，苔薄白。

**脉象：** 脉濡。

**治法：** 健脾补中，培土生金。

**方药：** 参苓白术散或补中益气汤加减。

黄芪15g，白术10g，陈皮6g，升麻3g，柴胡3g，人参10g，甘草5g，桔梗10g。

脾虚明显者，可酌加砂仁、山药、薏苡仁。

## 四、其他治疗

### 1. 针灸治疗

（1）针刺肺俞、定喘。肺俞是肺的背俞穴，是肺脏经气汇聚之处，是针灸治疗久咳、肺气虚之咳嗽首选穴之一。定喘是经外奇穴，针刺定喘有很好的止咳平喘的疗效。

（2）穴位注射天突。天突直达病所，穴位注射可使药物直接作用于咽喉、气管，从而获得良好的疗效。

（3）艾灸大椎、天突、肺俞、云门、中府、神阙、合谷等穴位。

### 2. 穴位敷贴

取穴天突、大椎、肺俞、肾俞，气血不足加用足三里、膈俞，痰多加用丰隆、膻中。

## 五、单方验方

咽喉疾病性咳嗽因其病位在咽喉，所以临床应用茶饮方治疗方便，对于病程较长的慢性咳嗽，疗效较好。

**茶饮方：**①红景天15～30g，山豆根10～15g或绞股蓝15～30g，泡茶饮；②蝉蜕6～9g，板蓝根10～15g，僵蚕6～9g，水煎后代茶饮。

## 六、食疗

川贝母6～9g、杏仁10～15g、雪梨1个（带皮）、冰糖适量，煲汤饮用，具有止咳化痰润肺的作用。治疗期间可多饮水，适当进食新鲜水果和蔬菜。饮食应以清淡为主，忌食油腻及辛辣刺激性的食物。

# 第七节 肿瘤性咳嗽

肿瘤性咳嗽是指由肿瘤本身以及肿瘤相关治疗（如手术、放疗、化疗等）所引起的咳嗽，多见于肺癌、肺转移癌、食管癌、恶性淋巴瘤、鼻咽癌、甲状腺癌、胸腺癌、乳腺癌、恶性胸腔积液等。肿瘤本身的位置可引起咳嗽，如气道附近的肿瘤阻塞气道或对气道形成挤压，导致气道气流阻塞和痰液堆积，使得咳嗽感受器过度兴奋而引起咳嗽。咳嗽感受器的敏感性提高也可以引起咳嗽。肿瘤分泌的前列腺素类物质、组胺、缓激肽类等炎性介质能提高咳嗽感受器的敏感性，使得咳嗽更易发生。此外，肿瘤患者在接受放疗、化疗等治疗后会引起一定量的神经元损伤以及气道炎症，使位于气道黏膜中的咳嗽感受器的敏感性提高，继而导致过度咳嗽。胸部肿瘤手术由于手术后的应激，手术对肺组织的机械性损伤、牵拉，以及术前合并的肺部基础疾病，易刺激气道出现术后高反应性，导致无明显病理改变的气道高反应性咳嗽。

## 一、病因病机

正气亏虚、癌毒内结、瘀血阻络、肺气失宣是肿瘤性咳嗽的基本病机。肿瘤患者正气本虚，癌毒侵袭日久则瘀血内阻、正气亏虚，或叠加手术、放疗、化疗等治疗手段进一步损耗正气，使机体卫外失司，易感于风、寒、湿、暑、燥、火六淫之邪，邪气从口鼻或皮毛而入，侵袭肺脏，使肺失宣降、肺气上逆而咳嗽。

## 二、诊断

胸部或其邻近部位的恶性肿瘤确诊后，由肿瘤本身，或肿瘤治疗（手术、放疗、化疗、靶向治疗等）过程中或治疗后，或由肿瘤并发症引起的咳嗽，即可诊断为肿瘤性咳嗽。在中华医学会呼吸病学分会制定的《咳嗽的诊断与治疗指南（2021）》中，按时间将咳嗽分为三类：咳嗽时间少于3周称为急性咳嗽，咳嗽时间在3～8周称为亚急性咳嗽，咳嗽时间超过8周称为慢性咳嗽。又按咳嗽的性质将咳嗽分为干咳与湿咳，以每天痰量＞10mL作为湿咳的标准。肿瘤相关性咳嗽分类的时间界定与其他病因导致的咳嗽不同。《慢性咳嗽（第2版）》中建议，在胸部影像学检查结果稳定、排除其他原因的情况下，将肺癌患者术后下床活动后出现的不超过2周的咳嗽定义为术后亚急性咳嗽，超过2周的干咳定义为肺癌术后顽固性咳嗽。

## 三、辨证论治

### （一）辨证要点

咳嗽是患者的主要症状之一，但疾病的核心还是肿瘤，患者是因正气亏虚、癌毒内结、瘀血阻络、肺气失宣而咳嗽。临床辨证诊疗肿瘤性咳嗽的时候要注意以下几点。

1. 辨咳嗽的特点

**咽痒作咳：**肿瘤侵犯气道，引起气道的高反应性可导致干咳，常表现为呛咳阵作、咽痒、突发突止等特点，多由风邪侵袭、血虚生风所致。

**卧则咳嗽：**常见于中老年肺癌患者，常表现为睡卧（夜间、午休）时咳嗽，多有胸腔积液，多由肺脾肾不足、痰饮停于胸肺所致。

**动则咳剧：**患者静卧时仅偶有咳嗽，但一活动则咳嗽加剧，此为脾虚作咳。脾气虚则生痰饮，活动后进一步消耗脾气，痰饮侵袭肺脏，故动则咳嗽。

**饮热呛咳：**患者进食热、咸食物时咳嗽加重，多由痰热内蕴或阴虚火旺所致。

**因痰而咳：**患者多于起床后出现有痰咳嗽。多由肺脾两虚，合并癌毒或夹热、夹火、夹湿、夹瘀所致。

**剧烈阵咳：**如患者肿瘤生长在气管壁上，易出现阵发性、刺激性剧烈干咳，咳出少量痰后缓解，继而再咳，咳如鸡鸣，属于五脏咳中的肝咳。病机为肝木郁而化火，火热刑金导致咳嗽。

**咳痰无力：**患者肿瘤病程日久，虽有较多痰液，但咳痰无力，故喉中痰鸣，饮食不进，多为五脏俱虚，虚实夹杂，以虚为主。

2. 辨痰的色、质、量、味等

**痰的色、质：**痰白、稀薄者属风、属寒；痰黄而稠者属热；痰白质黏者属阴虚、燥热；痰白清稀、呈泡沫状者属饮、属寒；咳痰粉红呈泡沫样者，属阳虚血瘀络伤；咳吐铁锈色痰或痰中带血或血痰者，多为肺热或阴虚络伤。

**痰的量：**咳而少痰者，属燥热、气火、阴虚；痰多者，属湿痰、痰热、虚寒。

**痰的味：**咳痰腥臭者，多属痰热；咳痰味咸者，为肾虚咳嗽。

3. 辨治疗过程

**胸部肿瘤术后咳嗽：**早期以损伤或牵拉气道、黏膜为主，可导致气道高反应性干咳。中医认为手术属于金刃之伤，可损伤肺络，耗气伤血，在此基础上，或受风邪侵袭，或血虚生风，或瘀血阻络，肺气不降，则发为咳。

**化疗后咳嗽：**化疗患者常有乏力、毛发脱落、腰膝酸软、形容憔悴、咳嗽声低无力、食欲不振、腹胀腹泻等症状。化疗药物可损伤脾肾功能，致脾胃升清降浊功能失司，肾不纳气，肺的宣发肃降失常而发为咳嗽。

**放疗后咳嗽：**胸部放疗后的患者常出现刺激性干咳，多数伴有胸闷气短、咽痒等症状。放疗射线属中医“火热之邪”范畴，兼具燥邪的致病特征，属热毒，具有由外侵犯人体、性质温热、直中脏腑、易耗伤津气等致病特点。

4. 辨肿瘤分期

肿瘤早期，患者多以干咳少痰为主。早期邪气虽盛，但患者正气尚足，生痰之源及储痰之器功能尚可。肿瘤中晚期，常表现为剧烈咳嗽、咳痰或咯血、持续性胸痛、呼吸困难、发热、乏力等众多症状。晚期癌肿长大而压迫气管或肺组织，患者癌毒旺盛，正气益虚。

### （二）分型论治

#### 1. 风寒袭肺（多见于肿瘤患者感受风寒之邪或肿瘤术后早期）

**主要症状：**咳嗽，咽痒，咳嗽声重，咳痰稀薄色白。

**次要症状：**伴恶寒、怕风，鼻塞，流清涕。

**舌象：**舌质淡红，舌苔薄白。

**脉象：**脉浮或浮紧。

**治法：**疏风散寒，宣肺止咳。

**方药：**三拗汤合止嗽散加减。

---

麻黄5g，苦杏仁10g，桔梗10g，僵蚕10g，百部20g，紫苏叶10g，姜半夏10g，陈皮10g，茯苓15g，甘草5g。

---

咳嗽较剧者，加紫菀30g、白前10g、矮地茶20g；咽痒甚者，加牛蒡子10g、蝉蜕10g；痰难咳者，加浙贝母15g、前胡15g。

#### 2. 风热犯肺（多见于肿瘤患者感受风热之邪）

**主要症状：**咳嗽频剧，气粗或咳声音哑，喉燥咽痛，咳痰不爽，痰黏稠或稠黄，咳时汗出。

**次要症状：**鼻流黄涕，口渴，头痛，四肢酸楚，恶风，身热等风热表证。

**舌象：**舌质红，舌苔薄黄。

**脉象：**脉浮数或浮滑。

**治法：**疏风清热，宣肺止咳。

**方药：**桑菊饮加减。

桑叶10g，菊花10g，薄荷10g，杏仁10g，桔梗10g，连翘10g，芦根30g，甘草10g。

咳嗽甚者，加前胡10g、枇杷叶15g、浙贝母15g；痰黄、量多者，加黄芩15g、鱼腥草15g；咽痛者，加射干10g、山豆根5g；口干甚者，加南沙参15g、天花粉10g；鼻衄或痰中带血丝者，加白茅根15g、生地黄10g。

3. 燥邪伤肺（多见于肿瘤患者放疗后或感受风燥之邪）

**主要症状：**喉痒干咳，连声作呛，咽喉干痛，唇鼻干燥，无痰或痰少而粘连成丝，不易咳出，或痰中带有血丝，口干。

**次要症状：**初起或伴鼻塞、头痛、微寒、身热等表证。

**舌象：**舌质红干而少津，苔薄白或薄黄。

**脉象：**脉浮数或小数。

**治法：**疏风清肺，润燥止咳。

**方药：**桑杏汤加减。

桑叶10g，薄荷10g，淡豆豉10g，杏仁10g，前胡10g，牛蒡子10g，南沙参30g，贝母6g，天花粉10g，芦根15g。

津伤较甚者，加麦冬20g、玉竹30g；热重者，酌加生石膏30g、知母10g；痰中夹血者，加生地黄10g、白茅根30g。

4. 痰湿蕴肺（多见于肿瘤患者中晚期肺脾两虚或化疗后）

**主要症状：**咳嗽反复发作，咳声重浊，胸闷，尤以晨起咳甚，痰多，痰黏腻或稠厚成块，色白或带灰色，痰出则咳缓。

**次要症状：** 伴体倦，脘痞，纳差，腹胀，大便时溏。

**舌象：** 舌苔白腻。

**脉象：** 脉濡滑。

**治法：** 燥湿化痰，理气止咳。

**方药：** 二陈汤合三子养亲汤加减。

法半夏10g，茯苓10g，苍术10g，白芥子10g，紫苏子10g，莱菔子10g，陈皮10g，厚朴15g，甘草10g。

若寒痰较重，痰黏白如泡沫，怯寒背冷，加干姜10g、细辛3g；脾虚证候明显者，加党参15g、白术15g。

**5. 肺气虚寒（多见于肿瘤患者中晚期肺、脾、肾亏虚）**

**主要症状：** 咳声低弱无力，气短不足以息，咳痰清稀色白量多。

**次要症状：** 神疲懒言，食少，面色白，畏风自汗，易感冒。

**舌象：** 舌淡苔白。

**脉象：** 脉细弱。

**治法：** 补气温肺，化痰止咳。

**方药：** 温肺汤加减。

人参10g，肉桂10g，干姜10g，半夏10g，橘红10g，木香10g。

痰多清稀者，加白芥子10g、细辛3g；咳逆气短，动则更甚者，加补骨脂10g、诃子10g；畏寒肢冷者，加制附子15g。

## 四、其他治疗

### 1. 针灸治疗

（1）主穴：肺俞、中府、太渊、风门、心俞、天宗、膏肓、尺泽、膻中、背压痛点。胸闷、胸痛配内关（用泻法）；咯血配尺泽（用泻法）；痰中带血配丰隆、尺泽（均用泻法）；气喘配乳根、俞府、丰隆、璇玑、气海，灸丹田；喘息、咳嗽不止配肺俞、天突、筋缩、身柱；咳嗽不爽配丰隆（用泻法）、膻中（用补法）。

**针刺方法：**采用0.35mm×25mm毫针，根据迎随补泻的原则，快速进针，进针深度约0.5寸，留针30分钟后拔针。每天1次，14天为1个疗程，每个疗程间隔14天，共4个疗程。

（2）主穴：肺俞、脾俞、太白、太渊、丰隆、足三里、膏肓。咳嗽者加列缺、云门、支沟，痰多者加中府、章门、膻中，痰黄者加经渠、鱼际、风门，痰中带血者加膈俞、鱼际、血海，喘咳者加风门、定喘、内关、关元，胸痛者加内关透支沟、心俞、巨阙、通里，胸腔积液者加三焦俞（灸）、脾俞、水分（灸）、委阳，低热者加大椎、太溪、间使、尺泽，高热者加委中、十宣（放血）、神门、曲池。

**针刺方法：**根据虚实辨证选择补泻手法及行针时间，8周为1个疗程。

（3）督脉灸。患者取俯卧位，暴露背部，充分对脊柱（督脉所在位置）及距其17cm范围内的两侧皮肤消毒；先铺督灸粉，再覆以桑皮纸，将3kg的生姜去皮、切丁、粉碎，滤去姜汁，把姜泥平铺于治疗巾上，摆放成长度与脊柱相当、宽10cm、高5cm左右的柱形姜带；将备好的艾绒均匀铺于姜带上，点燃艾绒，注意保暖并预防艾绒洒落烫伤皮肤；待艾绒自然燃尽，移去姜泥和艾灰。每天1次，连续5～7天。

2. 穴位埋线

**选穴：**肺俞、风门、定喘、足三里；肾虚者，加肾俞。

**操作方法：**将3-0号1cm医用羊肠线装入经消毒的9号腰穿针（针芯尖端已磨平）前端内，背部的穴位向脊柱方向斜刺，足三里在其局部下方向上平刺，每穴进针约1寸，捻转得气后，边推针芯边退针管，使羊肠线埋入穴位皮下，线头不得外露。针孔消毒后，外敷无菌敷料，胶布固定24小时。每10天埋线1次，3次为1个疗程，连续治疗2个疗程。

3. 穴位敷贴

（1）常用方药。

**痰湿蕴肺型咳嗽处方：**①白芥子1.5g、甘遂3g、细辛1.5g、白芷1.5g、丁香0.5g、肉桂0.6g、黄芩1.5g，研末，与鲜姜汁按1：1的比例混合，调成糊状药团，备用；②将延胡索、甘遂、细辛、白芷、黄芩、丁香、肉桂，按3：6：3：3：3：1：1的比例打粉，用鲜姜汁调成糊状，备用。

**寒痰咳嗽处方：**白芥子、延胡索、甘遂、细辛、麻黄按2：2：1：1：1的比例混合，打粉后用鲜姜汁调成糊状，备用。

**肺肾气虚型咳嗽处方：**延胡索20g、细辛10g、白芥子20g、生甘遂10g、生黄芪20g、淫羊藿20g，打粉后用鲜姜汁调成糊状，备用。

（2）常用敷贴穴位：大椎、天突、风门、肺俞、膈俞、膻中、天突、膏肓、脾俞、肾俞、命门。

（3）治疗方法：每3天敷贴1次，每次2～6小时（初次治疗2小时）。

4. 砭石热敷

**选穴：**双侧肺俞。

**治疗方法：**先将砭块放在60～80℃的水中浸泡1分钟，擦干后用治疗巾包好，放在患者背部双侧肺俞上，避开脊柱部位，令患者安静俯卧20分钟，以患者感觉温热舒适为宜。每天上午和下午予砭石热敷双侧肺俞20分钟，从术后第1天起连续使用，7天为1个疗程。

5. 中药硬膏治疗

**选穴：**天突、定喘。

**处方：**白芥子12g、甘遂3g、细辛3g、丁香3g、猪牙皂15g、川乌6g、草乌6g、肉桂15g、白附子16g、洋金花2g、蜀椒3g、樟脑3g。

**中药硬膏制作：**将上药粉碎成细粉，经炼油、下丹、投入药粉、去火毒、收膏、摊涂等步骤后，做成3cm×3cm大小的膏药。

**治疗方法：**将膏药贴于穴位上，每2～3天更换一贴，皮肤敏感者可依据自身情况间隔使用。2周为1个疗程。

### 6. 中成药治疗

**苏黄止咳胶囊：**每次3粒，每天3次。7～14天为1个疗程。适用于肿瘤术后咳嗽。

## 五、单方验方

（1）人参蛤蚧散：红参（体质偏热者用西洋参）30g，蛤蚧1对，烘干后打粉，于上午空腹时开水冲服，每天8～10g。适用于肿瘤晚期咳嗽。

（2）金水六君煎：熟地黄20g，当归15g，茯苓15g，法半夏12g，化橘红15g，炙甘草15g，水煎服。适宜肺肾两虚、咳嗽痰咸者使用。

## 六、食疗

由于肿瘤性咳嗽的原因除了肿瘤本身的影响之外，还和肿瘤的相关治疗有关，因此，在选用具体的食疗方案时，要结合上述因素，辨证食疗。

### （一）术后咳嗽

### 1. 气虚血瘀型

**原料：**黄芪15g，党参20g，三七5g，杏仁10g，猪瘦肉150g。

**做法：**将中药洗净、浸泡片刻，加入切碎的猪瘦肉，大火煮沸后，撇去浮沫，改微火炖1小时，加适量盐即成。

**吃法：**早、晚分服，或分2次服用。

**功效：**益气活血，健脾止咳。

### 2. 肺肾两虚型（阳气虚）

**原料**：黄芪15g，菟丝子15g，巴戟天15g，白果9g，百合30g，杏仁10g，红枣6粒（去核），干龙眼肉15g，生姜3片，猪瘦肉150g。

**做法**：将中药洗净、浸泡片刻（菟丝子用纱布包），加入切碎的猪瘦肉，大火煮沸后，撇去浮沫，改微火炖30分钟，加适量盐即成。

**吃法**：早、晚分服，或分2次服用。

**功效**：补肾敛肺止咳。

### 3. 气虚夹风型

**原料**：黄芪15g，紫苏叶5g，乌梢蛇15g，山茱萸10g，罗汉果15g，猪瘦肉150g。

**做法**：将中药洗净、浸泡片刻，加入切碎的猪瘦肉，大火煮沸后，撇去浮沫，改微火炖30分钟，加适量盐即成。

**吃法**：早、晚分服，或分2次服用。

**功效**：补气祛风止咳。

### 4. 胃气上逆型

**原料**：厚朴花10g，山药15g，陈皮10g，党参20g，茯苓15g，杏仁10g，生姜2片，猪瘦肉100g。

**做法**：将中药洗净、浸泡片刻，加入切碎的猪瘦肉，大火煮沸后，撇去浮沫，改微火炖30分钟，加适量盐即成。

**吃法**：早、晚分服，或分2次服用。

**功效**：和胃降逆止咳。

### （二）放疗后咳嗽

#### 1. 沙参猪肺汤

**原料：**南沙参30g，石斛10g，麦冬15g，百合30g，玉竹30g，杏仁10g，猪肺1具。

**做法：**将中药洗净、浸泡片刻，备用。将猪肺洗净后切片，大火煮沸，撇去浮沫，加入少量料酒，再将中药加入，大火煮沸后，小火煮30分钟，加适量盐即成。

**吃法：**早、晚分服，或分2次服用。

**功效：**养阴清肺，润燥止咳。

#### 2. 芦根荸荠饮

**原料：**荸荠、鲜莲藕、梨各100g，鲜芦根50g，玉竹20g，冰糖30g。

**做法：**荸荠、鲜莲藕、梨洗净绞汁，备用。玉竹、鲜芦根加水500mL煎汁去渣，再加入上汁与冰糖，调匀即可。

**吃法：**当饮料，随意服食，或每天数次，适量饮用。

**功效：**润肺生津止咳。

### （三）痰热咳嗽

#### 1. 鱼腥草炖雪梨

**原料：**鱼腥草100g，雪梨250g，冰糖适量。

**做法：**雪梨洗净，连皮切成碎小块（梨核部分可弃去），备用。鱼腥草洗净，切成碎小段，放入砂锅中，加水适量，煮沸后用小火煎煮30分钟，用纱布过滤去渣，滤液再放入砂锅中，加入雪梨块，根据需要加适量水，调入冰糖，用小火煨煮至雪梨块完全酥烂即可食用。

**吃法：**早、晚分服，吃梨饮汤汁。

**功效：**清肺止咳，清化痰热。

**2. 杏仁荸荠藕粉羹**

**原料：**杏仁10g，荸荠50g，藕粉50g，冰糖15g。

**做法：**杏仁洗净，放在温水中泡涨，去皮、尖，连同浸泡液放入碗中，备用。荸荠洗净，除去荸荠头及根须，连皮切碎，剁成荸荠泥糊，备用。烧锅置火上，加清水适量，放入杏仁浸泡液，煎煮30分钟，过滤取汁，与荸荠泥糊同放入锅中，拌和均匀，小火煮至沸，拌入调匀的湿藕粉及冰糖（研末），边拌边煨煮成羹。

**吃法：**早、晚分服。

**功效：**清肺止咳，化痰抗癌。

**3. 橄榄萝卜汤**

**原料：**青橄榄400g，白萝卜1kg。

**做法：**青橄榄拣杂，洗净，盛入碗中，备用。白萝卜放入清水中浸泡片刻，反复洗净其外皮，除去白萝卜蒂头及根须，连皮剖开，切成片或条状，与洗净的橄榄同放入砂锅中，加足量水，大火煮沸后，小火煨煮40分钟，加少许精盐，拌匀即成。

**吃法：**当饮料，随意服食，或分数次服食，当日服完。服食时，吃萝卜饮汤汁，并嚼食橄榄，缓缓咽下。

**功效：**清肺化痰。

**4. 银杏露**

**原料：**金银花30g，杏仁10g，蜂蜜30g。

**做法：**金银花、杏仁洗净，加水500mL，煎汁去渣，冷却后加蜂蜜调匀即成。

**吃法：**当饮料，随意服食，或每天数次，适量饮用。

**功效：**清热宣肺，化痰止咳。

### （四）风寒咳嗽

#### 1. 生梨干荔枝

**原料：**生梨1个，干荔枝10枚，川贝母3g，冰糖少许。

**做法：**生梨去核切碎，与干荔枝（去壳带核）、川贝母、冰糖蒸熟即成。

**吃法：**趁热吃。每天1次，连服3～5天。

**功效：**散寒止咳。

#### 2. 生姜桑叶水

**原料：**桑叶10g，茶叶8g，生姜10片，红糖15g。

**做法：**上述材料洗净，同放入砂锅中，加足量水，浸泡片刻，大火煮沸后，小火煨煮15～20分钟，加少许精盐，拌匀即成。

**吃法：**早、晚分服。

**功效：**疏风散寒止咳。

### （五）痰湿咳嗽

#### 糖渍陈皮

**原料：**鲜橘皮或用水泡软的干橘皮500g，白糖500g。

**做法：**将鲜橘皮或洗净的干橘皮泡软，切丝，放锅中，加入250g白糖，加水使之没过橘皮，加热煮沸后，改微火慢煮，至余液将尽时将橘皮取出，放于盘内，将冷时再撒入250g白糖，拌匀即可。

**吃法：**当零食，随意适量服食。

**功效：**化痰止咳，理气开胃。

## 第八节 咳嗽性晕厥

咳嗽性晕厥（cough syncope）是由咳嗽触发的，暂时性大脑血流灌注不足导致的大脑功能障碍所引起的一过性意识丧失，多见于40～60岁男性。在中医学中，当属暴厥、尸厥、痰厥等范畴，如《素问·大奇论》曰："暴厥者，不知与人言。"《素问·缪刺论》云："邪客……令人身脉皆动，而形无知也，其状若尸，或曰尸厥。"又如《医林绳墨·厥》言："有痰厥者，痰气妄行于上，咳嗽连续不已，气急喘盛，坐不得卧，以致上盛下虚而作厥也，名之曰痰厥。"

### 一、病因病机

目前关于咳嗽性晕厥的病理生理机制尚不明确，最初认为"咳嗽后意识丧失是癫痫的一种表现形式"，后提出"咳嗽性晕厥的发生是胸内压力显著升高的结果"，再后来认为咳嗽时出现类似"脑震荡"的效应是咳嗽性晕厥的原因，又有学说认为咳嗽性晕厥的发生与动脉压力感受性反射机制有关，众说不一。咳嗽性晕厥的根本是咳嗽，但引起咳嗽的病因有很多，不只是呼吸系统疾病，还涉及其他系统，如心血管系统疾病中的过敏性颈动脉窦综合征、房室传导阻滞、病态窦房结综合征/窦性停搏等，神经系统疾病中的脑膜瘤、胶质瘤、小脑扁桃体萎缩（Chiari畸形）、硬膜下血肿等。

中医学认为本病的病因病机主要有以下几种。一是外邪袭肺，肺卫失司，肺气不利，肺主宣降失常，以致肺气上逆发为咳嗽；剧烈咳嗽时，肺气亢逆，失其下降之职，并肝气上逆于清窍，阴阳之气不相顺接，发为厥逆。二是七情刺激，对于素有咳嗽等肺疾者，若遇所愿不遂，肝气郁结，久郁化火，肝火上炎，或因大怒，木火刑金，肺气合肝火并走于上，气血逆乱上冲清窍，以致阴阳二气不相顺接，发为厥证。三是饮食不节，脾胃受损，运化失常，聚湿生痰，痰浊上犯，一遇剧烈咳嗽，肺气上逆，逆气与痰浊搏结，痰浊上壅，清阳被阻，浊阴不降，发为昏厥。本病所属脏腑主要归于肺、肾而涉及肝、脾。肺主气，司呼吸，乃气之源；肾主纳气，乃气之根。剧烈咳嗽导致肺气上逆，肾失纳气之职，以致气机有升无降，神明失用。而脾为生痰之源，肺虚肝木反侮，肝火挟肺气上逆，痰浊随气上壅，蒙蔽清窍，发为昏厥。

## 二、诊断

根据患者出现连续性剧烈咳嗽后的一过性意识丧失，突然昏厥，持续时间多为10～30秒，即可诊断。

## 三、辨证论治

### （一）辨证要点

本病的辨治，与气厥、痰厥密切相关。其中，气厥需辨虚实：实证以开窍顺气为主，虚证以补气醒神为主。痰厥以行气豁痰为主。

### （二）分型论治

#### 1. 风邪犯肺

**主要症状：**咳逆上气，或喘不得卧，胸胁胀满，息粗鼻煽，咳痰黄稠。

**次要症状：**伴形寒身热，身痛烦闷，面红无汗。

**舌象：**舌红，苔薄白。

**脉象：**脉浮数。

**治法：**清热平喘，祛风通络。

**方药：**麻黄杏仁甘草石膏汤加减。

麻黄5g，苦杏仁10g，生石膏（先煎）30g，细辛3g，连翘12g，辛夷10g，苍耳子10g，白芷15g，川芎9g，香附9g，木香9g，穿山龙10g，地龙10g。

素体中焦虚寒者，可酌加干姜、党参、黄芩、黄连等平调寒热。

#### 2. 肝气犯肺

**主要症状：**气逆咳嗽，连声阵作，咳甚则面红目赤，剧咳后晕厥，痰少色黄，胶黏难咳。

**次要症状：**口干而苦，胸胁胀满，失眠多梦。

**舌象：**舌质红，苔薄黄。

**脉象：**脉弦数。

**治法：**疏肝解郁，开窍化痰。

**方药：**龙胆泻肝汤加减。

龙胆草10g，生栀子10g，黄芩10g，北柴胡6g，生地黄10g，车前子15g，当归6g，瓜蒌15g，麦冬10g，川贝母10g，桑白皮10g，甘草6g。

### 3. 痰湿蕴肺

**主要症状：**咳喘反复发作，咳声重浊，因痰而嗽，痰出咳平，痰黏腻或质稀，色白或带灰色，剧烈咳嗽后突然晕厥，喉有痰声。

**次要症状：**伴见喉痒，闻刺激性气味后呛咳等。

**舌象：**舌淡红，苔白腻。

**脉象：**脉沉弦。

**治法：**燥湿化痰，宣肺止咳。

**方药：**小青龙汤或三子养亲汤加减。

麻黄10g，白芍10g，细辛10g，干姜10g，甘草5g，桂枝10g，五味子10g，半夏10g，茯苓10g，白术10g，胆南星9g，白芥子3g。

## 四、其他治疗

### 1. 针疗

实证急性期可用针刺的方法治疗，针刺十宣、合谷、水沟等以醒神回厥。在紧急情况下，可用指代针，用指甲重力掐按内关、合谷、水沟。

### 2. 灸疗

如果患者为虚证，可在百会、神阙、气海、关元等穴位上隔附子用艾炷灸，以肢温脉起为度。

## 五、单方验方

（1）回阳糊：葱白加麝香共捣成糊，取药糊敷于脐上，以纱布包扎，至患者手足出汗为止。

（2）附蒜膏：生附子130g，大蒜120g。先将附子研末，大蒜捣烂，同加醋放锅内加热、拌匀，熬成糊膏状。用时每次取药膏20g，捏成两个硬币大小的药饼，趁热分贴于双侧涌泉穴上，冷后更换，每天数次。

## 六、食疗

（1）杏苏糕：取面粉适量，经过发酵，揉制成3～5块糕；将杏仁15g去皮研压成粉状，加适量红糖拌匀，撒于糕上，上笼蒸，熟后取食，每天1～2次。

（2）金银花冲鸡蛋：鸡蛋1个，打入碗内；金银花15g，加水200mL，煮沸5分钟，取其汁冲蛋，趁热1次服完。

# 第九节 特殊人群的咳嗽

## 一、妊娠咳嗽

妊娠咳嗽，是指妇女妊娠期间由于感受外邪或内伤脏腑，导致肺失宣肃，肺气上逆，引发咳嗽的一种病证。如果咳嗽剧烈或久咳不愈可损伤胎元，易致胎动不安、堕胎、小产等不良妊娠结局。

妊娠咳嗽比较常见，《圣济总录》中就有“论曰妊娠咳嗽者，以肺感寒气故也。《经》谓形寒饮冷则伤肺，久咳不已，则寒气相移。不唯孕育有伤。而肺气痿弱，皮毛枯悴，治法宜发散寒邪，滋补胎气，则咳嗽自已”的记载，并记录了许多有效方剂。

### （一）病因病机

妇女妊娠期间因气血聚于胎元，容易使母体气血不足、卫外不固，母体既虚，则易受外邪侵袭，发为咳嗽。妊娠咳嗽也可分为外感咳嗽与内伤咳嗽，外感咳嗽病因为外感六淫之邪，内伤咳嗽病因为饮食、情志等内伤因素致脏腑功能失调，内生病邪。

气候突变或调摄失宜，外感六淫从口鼻或皮毛侵入，使肺气被束，肺失肃降，则发为外感咳嗽，正如《河间六书·咳嗽论》所言，“寒、暑、湿、燥、风、火六气，皆令人咳嗽”，《圣济总录》之“妊娠咳嗽者，以肺感寒气故也”亦是此意。妇女妊娠前或妊娠时饮食不当，生冷不节，嗜食肥甘厚味，损伤脾胃，致痰浊内生，阻塞气道，肺气上逆则发为内伤咳嗽，或母体本身肺脏有病，孕后肺气不足，肺不能肃降而肺气上逆作咳。

妊娠咳嗽的病位主要在肺，无论外感六淫或内伤所生的病邪，皆因侵及肺而致咳嗽，故《景岳全书·咳嗽》说：“咳证虽多，无非肺病。”又由于妇女妊娠期间阴血下注冲任以养胎，阴血聚于下，阳气浮于上，容易导致气机逆乱，或由于胎体渐长，致使气机升降失调，易形成气滞湿郁、痰湿内停的状态，使得肺气不降，发为咳嗽，正如《素问·咳论》所说：“五脏六腑皆令人咳，非独肺也。”即咳嗽的病变脏腑不限于肺，凡脏腑功能失调影响及肺，皆可为咳嗽病证相关的病变脏腑。

### （二）诊断

妇女妊娠期间发生急性上呼吸道感染、支气管炎、支气管扩张、肺炎等，以咳嗽为主要临床表现时，即可诊断为妊娠咳嗽。

### （三）辨证论治

#### 1. 辨证要点

##### 1）辨外感内伤

妊娠外感咳嗽，多为新病，起病急，病程短，常伴肺卫表证。妊娠内伤咳嗽，多为孕妇素体有久病，反复发作，病程长，可伴见他脏见症。

2）辨证候虚实

妊娠外感咳嗽以风寒、风热、风燥、湿温等证为主，均属实。而妊娠内伤咳嗽实证以痰湿、痰热等表现为多见，虚证以肺脾气虚、肺阴亏耗、肾精不足等表现为多见，也有虚实夹杂并见者。

2. 分型论治

1）风寒侵肺

**主要症状：**咳嗽，痰稀，咽痒。

**次要症状：**发热恶寒，鼻塞流清涕。

**舌象：**舌淡红，苔薄白。

**脉象：**脉浮。

**治法：**疏风散寒，宣肺止咳。

**方药：**参苏饮加减。

---

陈皮5g，前胡10g，半夏10g，葛根15g，木香10g，橘红10g，甘草10g。

---

2）风热犯肺

**主要症状：**咳嗽，痰黏黄难咳，咽痛。

**次要症状：**鼻塞，流涕黄稠，口干，小便黄，大便干结。

**舌象：**舌红，苔薄白。

**脉象：**脉浮。

**治法：**疏风清热，化痰止咳。

**方药：**桑菊饮加减。

桑叶10g，菊花10g，连翘10g，芦根15g，甘草10g，桔梗10g，枇杷叶10g。

**3）痰湿壅肺**

**主要症状：**咳嗽，痰多色白黏滞，咳痰不爽。

**次要症状：**神疲倦怠，胸闷气促，纳呆呕恶，大便溏黏。

**舌象：**舌淡红，苔白腻。

**脉象：**脉滑。

**治法：**燥湿祛痰，理气止咳。

**方药：**二陈汤加减。

陈皮5g，法半夏10g，茯苓15g，甘草5g，桔梗15g，紫菀10g，款冬花10g，黄芩10g。

**4）肺阴不足**

**主要症状：**咳嗽，干咳少痰，或痰中带血丝，咽干痛。

**次要症状：**面赤唇红，手足心热，口干，大便干结。

**舌象：**舌红，苔薄、少、干。

**脉象：**脉细滑。

**治法：**养阴生津，润肺止咳。

**方药：**麦门冬汤加减。

麦冬10g，法半夏10g，甘草10g，大枣10g，竹茹10g，天花粉10g，百合20g，山药15g。

5）肾精亏虚

**主要症状：**咳嗽声低，咽干，痰少色白。

**次要症状：**疲倦乏力，腰酸，怕冷。

**舌象：**舌淡红，苔薄白。

**脉象：**脉沉细。

**治法：**益精补肾，润肺止咳。

**方药：**六味地黄丸加减。

熟地黄10g，山药10g，山茱萸10g，杜仲10g，菟丝子10g，东风橘30g，人参叶10g，百合30g。

### 3. 经络辨证

孕早期为肝胆心之经养胎，用桑菊饮加减治疗，药用桑叶、菊花、连翘、芦根、甘草等。妊娠中期为脾、胃、肺之经养胎，此时应用止嗽散加减治疗，药用前胡、桔梗、甘草、紫菀、款冬花等。孕晚期咳嗽当从肺肾之经论治，方用百合固金汤加减，药用百合、熟地黄、麦冬、桔梗等。

### 4. 用药注意

因为要滋养胎儿，妊娠时母体的精血偏聚于下元，全身阴血相对不足，而呈阴虚之象，又因胎塞于下，气逆于上，多生火热之证，故妊娠期间不宜用大热之品。而若病由孕期感受寒邪而起，或气虚胎坠不安，则不宜服用寒凉之品。清代王士雄的《沈氏女科辑要·妊娠药忌》曰："凡大毒、大热及破血、开窍、重坠、利水之药，皆为妊娠所忌。"虚证者，当在具体辨证的基础上，以甘温平补为主。毒性强烈、药力峻猛之品，常人尚且不能承受，孕妇更难抵挡其药性、毒性，故凡大毒大热（如马钱子、乌头）、破血开窍（如三棱、莪术、水蛭、麝香、苏合香）、重坠利水（如巴豆、甘遂、芫花、大戟）之药，都是妊娠期所忌之药。清代医家治疗妊娠咳嗽，多用药平和，以防药伤胎，如需使用禁忌之品，当审明病机，斟酌用之，并配伍相畏、解毒之品，中病即止，必要时还需护胎。

总之，用药以清润为主，不可过用温燥、苦寒之品，胎在下部不可攻之，应慎用滑利、行血、破血、攻下之药。孕者应注意调护，避免外邪侵扰，饮食有节，以免病邪伤胎。

### （四）其他治疗

#### 1. 针疗

针疗治法以宣肺止咳、肃肺理气为主，配合调理脾肺、理气安胎等，对于具有行气活血作用的穴位，以及位置在腹部的穴位要避免针刺，其余穴位也应以按揉为主。

外感咳嗽取肺俞、列缺、风门、风池。

内伤咳嗽取肺俞、丰隆、太溪、足三里。

#### 2. 灸疗

点燃艾条，于天突、膻中、肺俞、足三里等穴位处熏灸，维持20分钟，以局部红晕为度。

#### 3. 中药足浴

外感风寒咳嗽，可使用辛温宣散药物煮水足浴；外感风热咳嗽，可使用辛凉解表药物煮水足浴。

#### 4. 中药敷贴

取莱菔子、吴茱萸、细辛、白芥子等研磨成细粉，加入生姜汁调成糊状，制成膏贴，敷贴于肺俞、天突、定喘、风门、丰隆等穴位处，30分钟后取掉，以局部红晕为度。

### （五）单方验方

#### 1. 《验方新编》中之方

治孕妇咳嗽，加减参苏饮方：“如初得之，恶风寒，发热，鼻塞，或流清涕者，宜发散，用加减参苏饮。台党、紫苏、陈皮、茯苓、甘草、枳壳、桔梗、黄芩、前胡各一钱，姜引，薄荷叶少许，水煎，食后服，得如久嗽不已，谓之子嗽，引动其气恐其堕胎，用台党、白术、茯苓、炙草、苏叶、阿胶、桔梗各等分，水煎，食后服。”

#### 2. 《圣济总录》中之方

治妊娠咳嗽，胸满气急减食，柴胡汤方加减：“柴胡（去苗）一两，天门冬（去心）三分，麦门冬（去心焙）二两。药物粗捣筛，每服三钱匕，水一盏，煎至六分，去滓不计时候温服。”

治妊娠感风冷，咳嗽痰壅，头目昏痛，荆芥饮方：“荆芥穗、旋覆花、前胡（去苗）各三两，芍药、半夏（生姜汁制去毒）、甘草各一两（炙），麻黄（去节煎，掠去沫，焙）一两半。上七味，粗捣筛，每服三钱匕，水一盏，生姜三片，煎至六分，去滓不拘时温服。”

治妊娠咳嗽不止，麦门冬饮方：“麦门冬（去心，焙）一两，紫菀（去土）、杏仁（去皮、尖、双仁，炒）、桑白皮（锉）各半两，桔梗一两。上六味，粗捣筛，每服三钱匕，竹茹如鸡子大，水一盏半，煎减半，入蜜少许，打转去滓温服，日三。”

治妊娠咳嗽，人参散方：“人参、陈橘皮（汤浸，去白，焙）、甘草（炙）各三两，生姜五两（洗，切作片子，焙）。上四味，捣罗为散，每服二钱匕，沸汤调下。”

治妊娠咳嗽，胸膈不利，痰涎壅闷，前胡汤方：“前胡（去苗）、和皮大腹（锉）、半夏（为末，生姜汁和作饼子）、陈橘皮（去白，炒）、甘草（炙）各一两。上五味，粗捣筛，每服三钱匕，水一盏，生姜三片，同煎至六分，去滓食后临卧温服。”

治妊娠咳嗽不止，消痰逆，和胃气，丁香半夏汤方：“丁香（炒）、木香（炮）、半夏（生姜汁拌，炒）各半两，人参、白术（锉）、桔梗（炒）、豆蔻、茯苓（去黑皮）各二两……粗捣筛，每服三钱匕，水一盏，生姜三片，煎至六分，去滓不计时候温服。”

治妊娠咳嗽，痰盛呕逆，白术汤方：“白术二两，半夏一两（生姜汁浸一宿，焙）。上二味，粗捣筛，每服三钱匕，水一盏，生姜三片，同煎至半盏。去滓食后温服，日三。”

治妊娠咳嗽，痰盛喘逆，桑白皮丸方：“桑根白皮二两（锉），半夏（生姜汁浸一宿，焙）、阿胶（炒令燥）各一两……捣罗为末，糯米粥为丸，如鸡头实大，每服一丸，食后临卧含化咽津。”

治妊娠咳嗽及安胎气，槐豆散方：“槐豆（炒）、当归（酒浸，切，焙）、贝母（去心）、川芎、人参各一两。上五味，捣罗为散，每服二钱匕，温酒调下，日三。”

### （六）食疗

妊娠咳嗽患者需注意饮食宜清淡、新鲜、富有营养，禁食辛辣燥热之品，保持心情舒畅。

#### 1. 外感咳嗽

**风寒咳嗽：**生姜、大葱适量，猪瘦肉适量，煮汤温服。

**风热咳嗽：**甘草、金橘、冰糖各200g。甘草、金橘放入锅中，加入冰糖，加热，直至冰糖熔化，再用小火煮至汁液黏稠，冷藏后可泡水服用。

#### 2. 内伤咳嗽

茯苓、紫苏、南杏仁、川贝母各15g，加入清水中与排骨同煮，虚者可加党参、五指毛桃适量，煮汤温服。

## 二、中风患者咳嗽

卒中，全称脑卒中（cerebral stroke），俗称中风，一种急性脑血管疾病，是脑血管突发破裂或血管阻塞引起脑组织损伤的一组疾病，包括缺血性脑卒中和出血性脑卒中。肺部感染为脑卒中患者最常见的并发症。卒中相关性肺炎（stroke-associated pneumonia，SAP）是指未罹患肺炎的脑卒中患者新发生呼吸道感染症状的感染性肺实质病变，卒中相关性肺炎能够导致脑卒中患者住院时间和死亡率的显著增加，因而被公认为脑卒中急性期后死亡的重要原因之一。卒中相关性肺炎与一般的肺炎有所不同，可能有其独立的相关危险因素和病理特点。患者脑卒中发病后，机体功能产生障碍，免疫力低下，且多数存在运动障碍，甚或长期卧床，加上意识状态差造成的咳嗽、吞咽能力减退，可导致肺部感染的发生率明显增加。卒中相关性肺炎发病率高、病情容易反复、病程周期较长的特点，导致脑卒中患者生活质量显著降低，住院时间、住院费用、致残率和病死率明显增加。

### （一）病因病机

中风，最早是以“偏枯”的病名记载于《黄帝内经》中的。“偏”者，所谓半身，多针对左右而言；“枯”者，则较形象地指出中风病导致的半身运动障碍及废用性肢体病变。张仲景在《金匮要略·中风历节病脉证并治》中首先提出了“中风”的病名，系统描述了中风的病因、病机及病理变化。至隋唐时期，巢元方从内虚感受风湿之邪的角度论述了中风发病的原因，完善了中风发病的病机。孙思邈在《备急千金要方》中对中风病的表述更为确切，并在中风的治疗上提出以祛风解表药为主。至金元时期，刘完素持火热论之主张，强调“六气皆从火化”。李东垣提出“正气自虚”，强调从脾胃气虚论治中风病。朱丹溪强调湿痰、血虚、瘀血、气虚等病理变化在中风发病过程中的作用。至明清时期，张景岳主张“非风”的观点，推崇治痰以求其本，以补元气为要。王清任的《医林改错》则主张中风的根本在于气虚血瘀，反对“风火湿痰之论”，并创制了以益气活血、祛瘀通络为治法的补阳还五汤，至今仍在临床上广泛应用。本病的发病机制多是内虚邪中，即在内损虚弱的基础上，遇劳倦、情志郁结、嗜烟酒厚味，或感受外来邪气等致病因素共同作用，引起机体阴阳失调，气血逆乱，肝阳上亢，肝风内动，夹痰夹火，窜行于各经脉之间，或上行于脑络蒙蔽清窍而发病。

卒中相关性肺炎多在中风之后发病。中风后，多数患者处于正气虚弱、营卫调节失衡阶段，卫气不能固护于外，易感风受寒，肺气窒塞，而发咳嗽。中风后的脏腑功能失调也可引发咳嗽。咳嗽非独肺之疾，五脏六腑都可致咳，肺脏汇聚五脏六腑之气，其中任意一脏受损皆可累及肺脏，使人咳嗽；或因中风之人本就痰火旺盛，痰火熏于上焦，肺气易受郁滞，肺中津液凝结，亦可致人咳嗽。

中医学中并无与卒中相关性肺炎相对应的病名，可将其归于咳嗽、喘证范畴。病理因素主要为痰和虚，痰虚可互为因果，痰可郁久而化火（热），壅结于肺，日久肺气虚衰；久病之人，其气必虚，脾虚不能运化水谷，多痰湿，肺气虚不能气化，水不化气，则郁而上蒸为痰。《四圣心源·咳嗽根原》曰："咳证缘土湿胃逆，肺金不降，气滞痰生，窍隧阻碍，呼吸不得顺布。"病变脏腑均涉及肺脾胃。中风患者多伴随脾胃虚弱，脾胃虚则水谷运化失司，痰湿易生，脾土所生病易传于肺金。脾胃虚弱，水谷不能运化，则肺气得不到精微物质的滋养，日久肺气也受损，脾所生痰湿停留于肺中，肺气虚不能排痰外出，痰留日久而成咳嗽。如痰湿蕴肺久不治愈，可化为痰火，演变为痰热郁肺之证。

### （二）诊断

卒中相关性肺炎可根据影像学、病原学检查确诊。

## （三）辨证论治

### 1. 辨证要点

（1）辨寒热：发热，咳嗽，咳黄痰，口干，舌红苔黄，脉数，属热；咳嗽，痰白或痰清稀，舌质淡，苔白，属寒。

（2）辨虚实：起病急，病情重，咳嗽声响亮，脉实有力，多属实证；病程日久，咳嗽无力，咳声低怯，伴疲倦、口干、消瘦，脉细无力，多属虚证或虚实夹杂。

### 2. 分型论治

#### 1）痰热蕴肺证

**症状：**半身不遂，恶寒身热，咳嗽，咳痰质黏，痰色黄或黄绿，甚或痰中带血，胸痛，口渴，尿黄。

**舌象：**舌质红，苔黄。

**脉象：**脉洪数或滑数。

**治法：**清热化痰，理气止咳。

**方药：**清金化痰汤或温胆汤。

---

黄芩10g，栀子10g，桑白皮15g，瓜蒌子15g，川贝母9g，茯苓9g，桔梗9g，橘红9g，竹茹6g，半夏6g，枳实6g，厚朴9g，陈皮9g，薏苡仁15g，鱼腥草15g。

---

#### 2）痰浊阻肺证

**症状：**半身不遂，咳嗽痰多，痰白而黏，咳声重浊，胸脘满闷，有时呕恶，或神疲纳呆。

**舌象：**舌质淡，苔白腻。

**脉象：**脉濡滑。

**治法：**燥湿化痰，宣肺止咳。

**方药：**二陈汤合三子养亲汤。

---

法半夏15g，陈皮15g，茯苓10g，紫苏子10g，白芥子6g，莱菔子10g，厚朴10g，桔梗10g，川贝母9g。

---

**3）腑实证**

**症状：**半身不遂，发热，咳嗽，气促，大便干结，腹胀。

**舌象：**舌质红，苔厚腻。

**脉象：**脉洪大或弦滑。

**治法：**峻下热结，理气通腑。

**方药：**星蒌承气汤。

---

胆南星10g，瓜蒌子10g，大黄10g，枳实10g，厚朴10g，芒硝6g，火麻仁10g，黄芩10g，栀子10g，生地黄10g，玄参10g，麦冬10g。

---

**4）气阴两虚证**

**症状：**半身不遂，咳嗽痰少，或干咳，或痰稀，咳声低弱，气短喘促，神疲乏力，面色㿠白，形瘦恶风，自汗或盗汗，口干少饮。

**舌象：**舌质红或淡，少苔。

**脉象：**脉细弱或细数。

**治法：**益气养阴，润肺止咳。

**方药：**生脉散合百合固金汤加减。

沙参10g，麦冬10g，五味子5g，生地黄10g，熟地黄10g，玄参5g，当归9g，白芍10g，百合10g，甘草5g，桔梗5g。

（四）其他治疗

1. 针疗

**主穴：**神庭、大椎、百会、四神聪、肺俞、足三里、丰隆。

**配穴：**患肢肩髃、曲池、手三里、髀关、阳陵泉。气虚配气海、关元。

2. 灸疗

艾条点燃，于肺俞、足三里、丰隆、内关等穴位处熏灸，维持20分钟，以局部红晕为度。

3. 外治疗法

以大黄、厚朴、枳实、莪术等化痰祛瘀药水煎剂保留灌肠，以通腑泄浊，通畅三焦，使痰浊瘀热从肠道泄出，从而改善肺部感染症状。

（五）单方验方

陈皮9g，杏仁10g，冰糖15g，水煎服。

（六）食疗

**萝卜猪肺止咳汤：**萝卜1个，猪肺1个，杏仁15g，加水共煮1小时，吃肉饮汤。

**冰糖炖梨：**将新鲜的梨去皮，剖开去核，加入适量冰糖，放入锅中隔水蒸软即可食用，可化痰止咳。

**杏仁粥：**杏仁30g，莱菔子30g，加适量大米煮粥，每天1次。

# 第十节 药源性咳嗽

咳嗽是临床上常见的症状，引起咳嗽的原因很多，既有疾病因素，也有过敏反应和其他物理刺激的因素，但还有一种因素引发的咳嗽容易被忽视，那就是药源性咳嗽。药源性咳嗽是指摄入某些药物后引起的咳嗽。

## 一、病因病机

导致药源性咳嗽的药物很多，常见的有血管紧张素转化酶抑制剂（如卡托普利、培哚普利、贝那普利等），其引起咳嗽的概率为5%～35%。其他药物包括抗心律失常药胺碘酮、利尿药氢氯噻嗪、抗结核药对氨基水杨酸、抗肿瘤药博来霉素、非甾体抗炎药阿司匹林、溃疡性结肠炎用药柳氮磺吡啶等。

导致药源性咳嗽的发病机制主要包括：①毒性损伤，药物在肺组织的高浓度摄取和活性代谢产物在肺部累积可导致肺局部毒性反应；②过敏反应，药物在肺部可导致急慢性过敏反应；③炎性介质蓄积，药物引起炎性介质在肺部蓄积可诱发咳嗽。毒性反应和过敏反应常同时存在于一种药物的发病机制中，引起肺炎、肺间质病变、肺水肿等。不同药物导致咳嗽的机制不同。

### 1. 血管紧张素转化酶抑制剂

血管紧张素转化酶抑制剂（ACEI），如卡托普利、培哚普利、贝那普利等，一方面可导致前列腺素增加从而引起咳嗽，另一方面可导致缓激肽增加从而诱导支气管收缩，引起干咳。这种类型的干咳多具有持续性和刺激性的特点，无痰或者少痰，常常表现为卧位以及夜间加重。

### 2. 抗心律失常药胺碘酮

胺碘酮主要用于室性心律失常、心房颤动等心律失常的防治，其副作用以肺毒性最为常见，发生率为1%～17%，常在连续用药3个月至1年后出现间质性肺炎等病变。原有肺部疾病的患者使用剂量过大或者使用疗程过长时最易出现肺毒性，临床表现以干咳最为常见。

### 3. 抗肿瘤药物博来霉素

博来霉素是化疗药物中较易引发肺损伤的药物之一，因其产生的活性氧化物可直接损伤肺组织，炎症反应、细胞因子增加、纤维母细胞增生等机制最终可导致肺纤维化，临床上以干咳症状最为常见。

### 4. 非甾体抗炎药阿司匹林

阿司匹林导致咳嗽与环氧化酶/5-脂氧合酶失衡有关。阿司匹林优先阻断环氧化酶，从而抑制前列腺素和血栓素的生成；但阿司匹林不阻断5-脂氧合酶，大量未能被环氧化酶利用的花生四烯酸底物通过5-脂氧合酶生成大量的白三烯，对气道黏膜产生刺激从而诱发咳嗽。

药源性咳嗽的中医病因病机可从药毒兼夹内伤思考。

各类药物导致的肺部损伤、刺激可引起咳嗽，而个体本身的“内伤”情况则影响病情的轻重、疾病的进程及预后。本病病位在肺，可累及五脏六腑，温燥、痰湿、热毒为主的诸邪伤肺，痰湿侵袭阻滞气机，毒热内蕴灼伤肺脏，气血瘀滞，肺气失宣，清气不升，浊气不泄，可致诸脏腑受损。

## 二、诊断

目前关于药源性咳嗽没有统一的诊断标准，主要从以下几方面考虑：①有服用ACEI类等容易导致咳嗽的药物史，尤其应关注最近新面世的药物；②服用药物后出现咳嗽或原有咳嗽症状加重，并且多在服药后短期内出现；③停药后咳嗽症状消失或减轻；④重复给药可复发或加重；⑤需排除其他疾病引起的慢性咳嗽。

## 三、辨证论治

药源性咳嗽与其他咳嗽有所不同，明确药物相关咳嗽后，应评估是否可以停药或换药。能停药者，中医可辅助祛除药毒，改善症状；不能停药者，中医可辨证以协同治疗。

### （一）辨证要点

#### 1. 辨药毒性质

不同的药毒可表现出不同的性质，如可为温燥、痰湿、痰热等。

#### 2. 辨病程长短

部分药物停用后，咳嗽可逐渐消失或明显减轻，部分药物可能导致顽固性咳嗽或不可逆的肺损伤，需要长期治疗，患者常表现为虚证，如肺阴亏虚、肺脾气虚等。

### （二）分型论治

#### 1. 温燥证

**症状：**反复干咳，无痰、少痰，可伴有口干、咽干等。

**舌象：**舌质红，苔薄黄。

**脉象：**脉浮数。

**治法：**清宣温燥，润肺止咳。

**方药：**桑杏汤加减。

---

桑叶10g，苦杏仁10g，沙参15g，贝母6g，淡豆豉10g，栀子10g，梨皮10g。

---

#### 2. 痰湿证

**症状：**咳声重浊，尤以晨起明显，痰多易咳出，痰白，可伴有胸闷、体倦、便溏等。

**舌象：**舌质淡红，苔白腻。

**脉象：**脉滑。

**治法：**燥湿化痰，理气止咳。

**方药：**二陈汤加减。

---

姜半夏10g，陈皮10g，茯苓15g，甘草5g，乌梅10g，生姜5g。

---

#### 3. 痰热证

**症状：**咳嗽气粗，可闻及喉中痰响，痰多黄稠，痰黏难咳，时有口干欲饮、胸闷、大便干结等。

**舌象：**舌质红，苔黄腻。

**脉象：**脉滑数。

**治法：**清热化痰，降气止咳。

**方药：**麻黄杏仁甘草石膏汤加减。

---

麻黄5g，苦杏仁10g，石膏30g，甘草10g，桔梗10g，紫菀10g。

---

#### 4. 肺阴亏虚证

**症状：**病程久，反复干咳，痰少，口干咽燥。

**舌象：**舌质淡红，苔少。

**脉象：**脉细。

**治法：**滋阴润肺。

**方药：**沙参麦冬汤加减。

---

沙参15g，玉竹15g，甘草10g，桑叶10g，麦冬10g，生扁豆10g，天花粉10g。

---

#### 5. 肺脾气虚证

**症状：**病程久，反复咳嗽，痰如白沫，咳吐不利，气短，时有纳差、心悸、水肿等。

**舌象：**舌质淡胖，边有齿痕，苔白腻。

**脉象：**脉细弱。

**治法：**健脾补肺，敛肺止咳。

**方药：**补肺汤加减。

桑白皮20g，熟地黄30g，党参20g，紫菀20g，黄芪20g，五味子10g。

## 四、其他治疗

### 1. 针疗

**治法：**宣肺理气，止咳化痰。

**选穴：**以手足太阴经穴为主。主穴选太渊、三阴交、天突、肺俞。太渊为肺经原穴，可宣肺平喘；三阴交可疏肝健脾、止咳化痰；天突可降气止咳；肺俞可调理肺气。痰湿重者，加阴陵泉、丰隆；肺阴亏虚者，加膏肓、太溪；咯血者，加孔最。

### 2. 灸疗

**选穴：**定喘、风门、肺俞、脾俞、丰隆等。

**操作方法：**按从上到下的顺序，采用雀啄灸或回旋灸等灸法，每次每穴灸约10分钟，每天1~2次。

**注意：**艾灸主要针对久咳虚寒证的患者。

### 3. 推拿疗法

**选穴：**云门、肺俞、足三里、涌泉等。

**操作方法：**以指柔法为主，每次每穴治疗3~5分钟，每天1~2次。

### 4. 穴位敷贴

**选穴：**云门、定喘、肺俞、脾俞、肾俞、足三里、涌泉等。

**操作方法：**将白芥子、延胡索、川椒等药物打粉后加姜汁调成稠膏状，用胶布敷贴于穴位上，每天1次。

**注意：**外用药物可能有皮肤刺激性，应注意局部情况。

5. 中药热罨包治疗

**选穴：**肺俞、风门、大杼所在的胸背部区域。脾虚者，加中脘、神阙所在的腹部区域；肾阳不足者，加神阙、气海、关元所在的少腹区域及双足底涌泉区域。

**操作方法：**将适量吴茱萸、丁香、紫苏子、檀香等混合后装于适当大小的药袋中，用微波炉加热到合适的温度后热敷，每天1～2次。

**注意：**本法主要针对久咳虚寒证的患者，应注意局部热敷温度。

## 五、单方验方

（1）百合沙参玉竹膏：百合300g，沙参200g，玉竹200g，蜂蜜250mL，红糖10g，加适量水，熬成膏后服用，每次10～20mL，每天2～3次，适用于阴虚久咳的患者。

（2）止咳贴：将蜀椒、白蒜等打粉后加生姜汁调成稠膏状，用胶布贴于双侧云门穴处，每天2～3次，适用于阳虚气虚久咳的患者。

## 六、食疗

（1）蒸百合白梨：大白梨1个，百合20g。先把大白梨挖去核，将百合填入，加少量水，蒸熟食。

（2）蒸陈皮橙子：橙子1个，陈皮5g。先把橙子于顶部约1/5处切开，然后在橙子表面撒少许食盐，用叉子戳一戳，让盐充分融入果肉里，放上陈皮，盖上顶部，放入蒸锅中蒸约20分钟后食用。

# 第三章

# 治咳嗽常用中药及药对

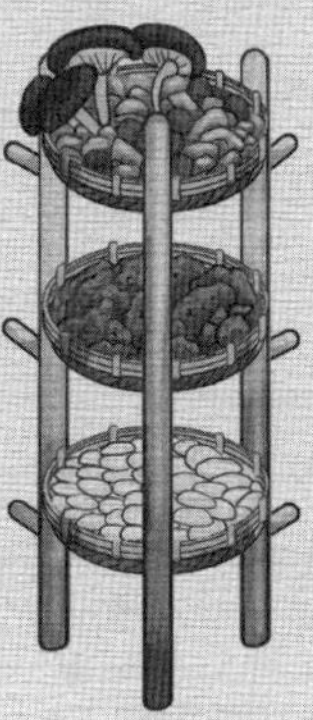

## 第一节 常用止咳单味药

### 1. 车前子

车前子味甘，性寒，归肝、肾、肺、小肠经，能清热、利尿通淋、渗湿止泻、明目、祛痰。车前子多与桔梗、苦杏仁、前胡同用，可治疗肺热咳嗽，发挥清肺、化痰、止咳的作用。车前子内服常用5～10g，用于利尿止泻时炒用，用于化痰时生用。

**注意：**车前子含有大量黏液质，如与其他药物一起煎煮，会黏结在一起，出现煳底现象，故需包煎。

### 2. 黄芩

黄芩味苦，性寒，归肺、心、肝、胆、大肠经，能清热燥湿、泻火解毒、止血、安胎。现代药理研究显示，黄芩有抑菌、解热、镇静、降脂、降压、抗病毒、利尿、抗凝血、缓解支气管过敏性收缩的作用。

黄芩内服常用3～10g。用治急性肺炎时，多用25～30g；用于抗肿瘤治疗时，可用30g。

黄芩有抗菌、抗病毒作用。凡急性支气管炎之身热不高、咳嗽有痰者，可单用黄芩12～15g；痰多且稠而较难咳出者，可用黄芩12g、知母10g、浙贝母10g；痰多且胸闷者，可用黄芩15g、瓜蒌12g、浙贝母10g；痰多且不易咳出者，可用黄芩15g、法半夏10g、胆南星10g；防邪热内传时可用黄芩12～15g、鱼腥草25～30g，二药均能抗菌、抗病毒、增强细胞免疫力。

肺炎若见发热不退、舌苔黄者，可用黄芩。肺炎治疗使用黄芩，不单是利用黄芩的抗菌作用，而且还利用了黄芩“菌毒并治”的特点，即其既可以解除病原微生物毒素的毒害作用，减轻其对机体组织的损伤，又能改善感染中毒症状，保护机体正常的抗感染防御机制。

仅见发热、咳嗽、胸痛、舌苔微黄、脉浮数之轻度肺炎，可用黄芩（6～8g）、桑叶、菊花，使邪从表出，不致温邪陷传心包；肺炎见高热不退，咳剧汗出，烦渴，气粗，咳吐黄痰或铁锈色痰，舌红，苔黄燥，脉浮数者，可用黄芩（12～20g）、石膏、黄连、栀子、知母；重症肺炎，不主张以黄芩为主药治疗。

《主治秘诀》言黄芩有九必用：①泻肺经热；②夏月须用；③上焦及皮肤风热；④去诸热；⑤妇人产后，养阴退阳；⑥利胸中气；⑦消膈上痰；⑧除上焦热及脾湿；⑨安胎。

清上焦热，黄芩可用15～25g；对于热毒明显之中毒性肺炎等，非用黄芩30g不能达病，但最多不能超过45g，且须中病即减量，以免伤正太过。清中焦湿热，可用黄芩15～20g。清下焦湿热和清热止血，可用黄芩10～12g。

**注意：**清气分热，用生黄芩；清上焦热，用酒黄芩；安胎，用炒黄芩；止血，用黄芩炭；泻肝胆火，用猪胆汁炒黄芩。

### 3. 甘草

甘草味甘，性平，归心、肺、脾、胃经，能补脾益气、清热解毒、祛痰止咳、缓急止痛、调和诸药。

现代药理研究表明，甘草有以下作用：肾上腺皮质激素样作用；抗炎及抗变态反应的作用；降脂作用，能降低血清胆固醇，增强胆汁分泌；镇咳、镇痛、抗惊厥作用，对结核分枝杆菌有抑制作用，能抗单纯疱疹病毒、流感病毒；止咳、平喘、祛痰作用；抗溃疡、解痉、保肝作用；甘草甜素对河豚毒、蛇毒有解毒作用；抗利尿作用，可治水肿及血压升高；抗氧化作用，可抑制黑色素的生成。

### 4. 百部

百部味甘、苦，性微温，归肺经，能润肺止咳、驱虫灭虱。本品甘平质润，苦降下行，功善润肺下气、止咳平喘，且作用和缓，凡咳喘之证，不论外感内伤、偏寒偏热均可应用。

现代药理研究表明，百部生物碱能降低动物呼吸中枢的兴奋性，抑制咳嗽反射而具镇咳之效。百部碱提取液对支气管平滑肌痉挛有松弛作用，其强度与氨茶碱近似，但缓慢而持久；对头虱及衣虱均有杀灭作用，尤其对头虱作用最强；对人型结核分枝杆菌、多种皮肤真菌有抑制作用。

治疗慢性支气管炎可用百部20g，水煎得汁60mL，每天分3次服，可加少许白糖或蜂蜜矫味。治疗酒渣鼻可将百部浸于95%乙醇中5～7天，制成50%的百部酊，外搽患处，每天

2～3次。

**注意：**百部质润，脾气虚弱、大便溏泄者不宜使用。

**5. 款冬花**

款冬花味辛、微苦，性温，归心、肺经，能润肺下气、止咳化痰，为润肺、化痰、止咳良药。常用于治疗急慢性支气管炎、肺结核、新久咳嗽、喘咳痰多、劳嗽咯血诸证，特别适用于寒凉引起的咳嗽。

款冬花温而不燥，且能润肺，所以无论寒热虚实，都可随证配伍使用。寒证咳嗽，可配麻黄、细辛、生姜等药；热证咳嗽，可配桑白皮、瓜蒌、知母、苦杏仁，如《太平圣惠方》所载款冬花汤（款冬花、杏仁、贝母、知母、桑白皮、五味子、甘草）用治暴咳；燥咳，可配沙参、麦冬；久咳、痰中带血，可配百合、藕节；肺痈咳吐脓痰，可配桔梗、薏苡仁、鱼腥草。

**6. 夏枯草**

夏枯草味辛、苦，性寒，归肝、胆经，能清肝火、散郁结。现代药理研究显示，夏枯草有降压、抑菌、降糖、抗炎、抗病毒等作用。常用10～15g（清热解毒多用10～15g；解郁散结可用30g；抗肿瘤消肿，肝功能正常时可用60～90g）。

夏枯草为一味具有“杀虫”作用的抗结核良药，夏枯草煎剂对成人结核分枝杆菌有抑制作用。咳嗽明显之肺结核可用夏枯草15g、猫爪草15g、川贝母10g，咯血明显可用夏枯草15g、百部12g、代赭石10g，低热、乏力、盗汗明显可用夏枯草12g、青蒿10g、鳖甲15g。

### 7. 鱼腥草

鱼腥草味辛，性微寒，入肺经，能清热解毒、排脓、利尿，又可抗过敏、增强免疫力。内服煎剂一般用15～30g，不宜久煎。

临证常用于治疗慢性支气管炎。咳痰较黏时，可加茯苓、厚朴；咳嗽不止时，可加百部、百合；易感冒者，可加桂枝、白芍。咳嗽白天多，咳声重，咽痒作咳者，宜辛凉宣肺，用鱼腥草15g、麻黄10g、荆芥10g、薄荷10g；咳嗽痰多，痰黏稠难咳出，口干咽痛者，宜辛凉宣肺，用鱼腥草15g、桑叶10g、连翘10g、薄荷10g；咳嗽气粗，咳痰黄稠者，宜清肺，用鱼腥草30g、黄芩10g、知母10g、桑白皮10g；干咳声哑，口干咽燥者，宜润肺，用鱼腥草15g、天冬10g、麦冬10g、沙参10g、川贝母10g；咳嗽痰涌，气促，胸满者，宜降气，用鱼腥草15g、紫苏子10g、苦杏仁10g、前胡10g；咳嗽声低，气短体乏，动则气喘者，宜补气，用鱼腥草10g、党参10g、黄芪10g、白术10g。

### 8. 仙鹤草

仙鹤草味苦、涩，性平，归心、肺、肝、脾经，能收敛止血、止痢、杀虫，亦常用于止咳、强身、抗癌。

现代药理研究显示，仙鹤草含有一定量的鞣质，可以起到止血作用；其有强心与收缩周围血管作用，可用于强身健体。内服煎剂常用10～15g，大剂量可用至30～60g。临证用于久咳时，常用30g，可配入止嗽散中用。仙鹤草尤其善于治疗慢性咳嗽，如久咳而痰黏稠，可加旋覆花12g、生牡蛎20g。

# 第二节 常用止咳化痰药对

## 一、热痰、燥痰

### 1. 海浮石、旋覆花

**主治：**痰热咳嗽之咳痰不易、胸闷不舒等症。

**常用量：**海浮石6～10g（打碎煎服），旋覆花6～10g（布包煎服）。

**功能：**海浮石味咸，性寒，质硬而松脆，体虚而轻浮，投入水中，浮而不沉，专走上焦，能清肺化痰，软坚散结，化石通淋。旋覆花味苦、咸，性温，能清热，辛温走散而开结气，苦降痰涎而通水道、消肿满，大凡痰浊气壅、湿热为患皆宜用之。海浮石重化，旋覆花重宣，二药伍用，可令痰去湿热除，肺清嗽宁。

### 2. 天竺黄、半夏曲

**主治：**湿热内蕴之咳嗽吐痰，咳吐不爽，胸闷、胸痛等症。

**常用量：**天竺黄3～10g，半夏曲6～10g（布包煎服）。

**功能：**天竺黄味甘，性寒，归心、肝、胆经，善清热豁痰，凉心定惊。半夏曲为半夏加面粉、姜汁等制成的曲剂，味苦、辛，性平，可止咳化痰，消食化滞，治疗咳嗽痰多、呕恶、食积、泄泻。天竺黄偏清，半夏曲偏燥，二药伍用，清热除湿、化痰止咳力增。

**3. 苦杏仁、川贝母**

**主治：**咳嗽（肺虚久咳，痰少咽燥；外感风邪，痰热郁肺，咳嗽不已，咳吐黄痰等）。

**常用量：**苦杏仁6～10g，川贝母6～10g。

**功能：**川贝母能润肺化痰，清热止咳。苦杏仁能降气祛痰，宣肺平喘，润肠通便。川贝母偏润，苦杏仁偏降。二药伍用，润降合法，化痰止咳效增。

**4. 知母、川贝母**

**主治：**肺热咳嗽或阴虚燥咳。

**常用量：**知母6～10g，川贝母6～10g。

**功能：**知母味苦，性寒，气味俱厚，上行入肺，中行归胃，下行入肾，专滋阴降火，消痰止嗽，润燥滑肠。川贝母味苦、甘，性凉，气味俱清，走上焦入心肺，能润肺散结，化痰止嗽。二药伍用，清气滋阴，降气润燥，化痰止咳力增。

**5. 瓜蒌子、瓜蒌皮**

**主治：**痰热咳嗽。

**常用量：**瓜蒌皮6～10g，瓜蒌子10～15g（打碎煎服）。

**功能：**瓜蒌子味甘、苦，性寒，归肺、胃、大肠经，能润肺涤痰，滑肠通便，通乳消痈。瓜蒌皮味甘，性寒，归肺、胃、大肠经，能清肺化痰，宽中利气，开胸间胃口之痰热。二药伍用，上可清肺卫之热，化痰散结，下能润大肠之燥，滑肠通便，祛痰，止咳喘，通大便之力增。

6. **枇杷叶、六一散**

**主治：**肺痈轻症，肺痿。

**常用量：**枇杷叶6～10g，六一散6～10g（布包煎服）。

**功能：**枇杷叶味苦，性微寒，归肺、胃经，能清肺止咳，降逆止呕，润肺化痰，和胃降逆。六一散含滑石、炙甘草，能利水泻火，祛暑清热。枇杷叶与六一散伍用，可祛痰涎，平咳喘，利小便，清热泻火力强。

7. **木瓜、青黛**

**主治：**肝火犯肺之外感咳嗽、咯血、足跟痛、腓肠肌痉挛。

**常用量：**木瓜6～10g，青黛3～6g（布包煎服）。

**功能：**木瓜味酸，性温，归肝、脾经，可缓急止痛，醒脾开胃，调肝脾，生胃津，助消化，增食欲，固肺化痰。青黛味苦，性寒，能清肺止咳，解毒利咽。二药伍用，寒温并用，可清热解毒，敛肺止咳，缓急止痛力增。

8. **白茅根、芦根**

**主治：**①感冒发热。感冒之初，只用芦根，二三日不解者加用白茅根。②温热病之发热、烦渴、烦躁不安。③肺热咳喘。④麻疹初起，脏腑郁热，疹毒过甚，宜表解者，用之可透发疹毒。⑤有发热、小便不利、水肿之急性肾炎或尿路感染。⑥热呃。⑦流行性出血热之发热等。

**常用量：**白茅根10～15g，芦根10～15g。

**功能：**白茅根味甘，性寒，中空有节，归肺、胃经，善清肺胃之热而生津止渴，凉血止血，利尿而导热下行，善清血分热。芦根味甘，性寒，归肺、胃经，中空，能理肺气，滋阴养肺，上可祛痰排脓、清热透疹，中可清胃热、生津止渴、止呕，下可利小便、导热外出，善清气分热。二药均归肺、胃经，二药伍用，白茅根清里，芦根透表，气血双清，发汗解表、清热退热力强。

### 9. 南沙参、太子参

**主治：**气阴两伤之肺系疾病，症见咳嗽痰少、气短乏力。

**常用量：**南沙参10～15g，太子参10～15g。

**功能：**南沙参别名土人参，味甘，性微寒，归肺、胃经，本品体质轻清，气味俱薄，善入上焦而能养肺阴，清肺热，润肺燥，益胃生津，化痰，益气，为清肺养阴要药。太子参味甘、微苦，性平，归脾、肺经，能益气健脾，生津润肺。二药伍用，南沙参养肺阴、清余热而补阴以制阳，太子参补脾肺元气而能补阳生阴，如此而使阴阳既济，益气养阴、润燥止咳力强。

### 10. 蝉蜕、僵蚕

**主治：**风热之慢性咽炎，症见咳嗽、咽痛；支气管哮喘。

**常用量：**蝉蜕4.5～6g，僵蚕6～10g。

**功能：**蝉蜕味甘，性寒，能宣肺利窍，升散增音，疏风散热，清热透疹，又能清肝经风热，祛风解痉，镇静安神，抗过敏。僵蚕味辛、咸，性平，气味俱薄，升多降少，能息风解痉，散风利咽止痛，化痰散结，解除支气管痉挛。二药伍用，入肺而祛风邪，入病灶而止痛力强。

### 11. 玄参、升麻、甘草（玄参升麻汤）

**主治：**阴虚内热之口渴、咽喉干痒疼痛、咳嗽诸证。

**常用量：**玄参10～15g，升麻6～10g，甘草6～10g。

**功能：**玄参味甘、苦、咸，性寒，归肺、胃、肾经，本品质润多汁，色黑入肾，为泻无根浮游之火之圣药，能养阴凉血，清热泻火，除烦止渴，养阴润燥，清利咽喉，消肿止痛，解毒散结。升麻味辛、甘，性微寒，归肺、脾、胃、大肠经，能疏散风热，解毒透疹，升阳散郁，清热解毒，引药上行。甘草味甘，性平，归心、肺、胃经，生用能泻火解毒，润肺祛痰止咳，炙用能益气补中，缓急止痛，缓和药性。三药伍用，清热养阴利咽力强。

### 12. 黄柏、干姜

**主治：**阴虚火旺之咽干久咳，干咳无痰。

**常用量：**黄柏6～10g，干姜1～2g。

**功能：**黄柏味苦，性寒，能清热泻火，善清肾经相火而坚阴。干姜味辛，性热，能辛散火结而温心阳通脉。黄柏可坚阴降火，少佐干姜辛散火邪，有升阳降阴之妙。二药伍用，辛开苦降，养阴清热止咳力强。

### 13. 白茅根、侧柏叶

**主治：**肺热咳嗽。

**常用量：**白茅根15～30g，侧柏叶10～15g。

**功能：**白茅根味甘，性寒，归心、肺、胃经，能泻火生津，凉血止血。侧柏叶味苦、涩，性微寒，能凉血止血，敛肺止咳，对阴虚燥咳及咳血效佳。二药伍用，可清肺养阴，敛肺止咳力强。

**14. 甘草、桔梗**

**主治：**邪热客于少阴之慢性咽炎、肺炎等，症见咽喉肿痛，肺痈咳吐脓血，咽喉干痒疼痛。

**常用量：**甘草10g，桔梗10g。

**功能：**甘草能清热解毒。桔梗味苦、辛，性平，归肺经，能开宣肺气，利咽喉，祛痰排脓。二药伍用，可清热解毒，宣肺利咽，排脓除痰力强。

**15. 半夏、麦冬**

**主治：**胃阴虚、胃气上逆之呕吐、呃逆，或肺胃阴虚、津液耗损之咽干喉燥，咳逆虚喘，以及妇女冲脉不调之冲脉上逆证。

**常用量：**半夏10～15g，麦冬20～30g。

**功能：**半夏性滑而降，为和胃降逆要药。麦冬味甘、苦，性微寒，归胃经，能养胃生津，为甘凉清润之品。二药伍用，养胃阴、降胃气、养胃生津、调冲降逆力强。

**16. 当归、侧柏叶**

**主治：**咳嗽日久不愈者。

**常用量：**当归10～15g，侧柏叶10～15g。

**功能：**当归为血中圣药，能活血、通络、和血、补血，“主咳逆上气”。侧柏叶味苦，性微寒，归肺经，能敛肺止咳，《本草备要》谓其“能补肺”。二药伍用，一寒一温，一敛一行，故而化瘀敛肺、降逆止咳力强。

### 17. 桔梗、鱼腥草

**主治：**肺热之咳嗽，痰稠难咳；肺痈之胸膈满痛，咳吐脓痰。

**常用量：**桔梗10g，鱼腥草20～30g。

**功能：**桔梗辛开苦降，能升能降，善开肺气，快利胸膈，止痰嗽，排脓消痈。鱼腥草辛散寒凉，善解热毒，消痈肿，利尿通淋。二药伍用，桔梗得鱼腥草之助，则清热解毒、排脓消痈效佳；鱼腥草得桔梗之引，则肺气宣，痰热清，咳嗽止。

### 18. 法半夏、黄芩

**主治：**痰热壅肺、肺气上逆之咳嗽痰多色黄，以及证属痰热痞结、气逆不降之呕吐。

**常用量：**法半夏15g，黄芩15g。

**功能：**法半夏辛温性燥，归脾、胃经，能化饮祛痰，和胃止呕。黄芩苦寒入肺，苦燥肺中之痰，寒清肺中之热。二药伍用，清热祛痰止咳力强。

### 19. 苦杏仁、浙贝母

**主治：**痰热郁肺之咳嗽。

**常用量：**苦杏仁6～10g，浙贝母6～15g。

**功能：**苦杏仁苦泄降气，能止咳平喘。浙贝母能清热散结，化痰止咳。二药伍用，一降一散，清泄肺中痰热力强。

### 20. 苦杏仁、紫菀

**主治：**各种咳嗽。

**常用量：**苦杏仁6～10g，紫菀6～10g。

**功能：**苦杏仁能开宣肺气止咳嗽，降气润肠通腑气。紫菀柔润有余，能开泄肺郁，定喘降逆，宣通窒滞，兼疏肺家气血。二药伍用，润肺降气止咳力强。

**21. 炙麻黄、大黄**

**主治：**实证或热证之情志不遂，气郁化火，上冲于头之咳喘、高热，以及情志不遂、头晕胀痛、心烦失眠诸证。

**常用量：**炙麻黄6～10g，大黄6～10g（后下）。

**功能：**炙麻黄能宣郁开达，大黄能降气泻火。二药伍用，止咳平喘、退热安神力强。

**22. 黄芩、大黄**

**主治：**肺热咳嗽，伴大便秘结者。

**常用量：**黄芩15～30g，大黄10g（后下）。

**功能：**大黄味苦，性寒，能清热解毒，导滞通腑。黄芩味苦，性寒，能清热解毒。二药伍用，黄芩能清上焦肺经郁热，配大黄导滞通腑，使肺热随大便而泄。

**23. 炙麻黄、黄芩**

**主治：**痰热咳嗽兼有身热汗出者，喘促气粗，甚则鼻翼扇动，咳黄黏痰，口渴喜饮，舌苔黄腻。

**常用量：**炙麻黄1～3g，黄芩10～30g。

**功能：**麻黄为宣肺定喘首选药。黄芩味苦，性寒，能清肺泻火，燥湿化痰。二药伍用，寒温并用，黄芩之寒可制麻黄之热，又不影响麻黄宣肺之功。

**24. 鱼腥草、黄芩**

**主治：**痰热之咳嗽诸证。

**常用量：**鱼腥草30g，黄芩30g。

**功能：**二药均能清泄肺热。二药伍用，清热解毒祛热痰力强。

**25. 海浮石、蛤壳**

**主治：**痰热之咳喘、瘰疬、瘿瘤诸证。

**常用量：**海浮石6～10g（打碎煎服），蛤壳10～30g（包煎）。

**功能：**二药均为清化痰热、软坚散结之品。

**26. 海浮石、蛤壳、海藻**

**主治：**痰热之慢性支气管炎、支气管扩张之咳痰黏稠。

**常用量：**海浮石18g（打碎煎服），蛤壳18g（包煎），海藻18g。

**功能：**海浮石、蛤壳能软坚化痰，清肺，与海藻合用能加强清化老痰作用。

**27. 桑叶、桑白皮**

**主治：**肺热咳嗽或痰热咳喘，无论病之急缓、是否伴有外感，均可使用。

**常用量：**桑叶10～30g，桑白皮10～30g。

**功能：**桑叶味苦、甘，性寒，能散风热而清肺，用治咳嗽，善清燥肃肺。桑白皮味甘，性寒，能泻肺平喘，利水消肿。二药伍用，桑叶轻宣走上、清肺止咳，桑白皮性寒降泄、泻肺平喘，表里同治，故平咳喘力强。

**28. 浙贝母、瓜蒌、牡蛎**

**主治：**痰热结滞、气机阻滞之咳嗽咳痰，痰黄难咳，胸闷胸痛等症。

**常用量：** 浙贝母6～10g，瓜蒌6～10g，牡蛎10～30g（先煎）。

**功能：** 浙贝母味苦，性寒较重，开泄力大，散结力强，为化痰止咳良药。瓜蒌能清化热痰，利气散结宽胸，可开痞塞，治疗胸痹、结胸之胸膈痞满或疼痛。牡蛎味咸，性寒，能软坚散结，清化热痰。三药伍用，清热化痰、宽胸散结、除痞止痛力强。

**29. 瓜蒌子、浙贝母**

**主治：** 肺经痰瘀阻滞化火之肺部感染、大叶性肺炎、支气管扩张、肺脓肿，症见咳唾黄痰、脓痰，胸痞胸痛，舌苔黄厚等。

**常用量：** 瓜蒌子6～10g，浙贝母6～10g。

**功能：** 瓜蒌子味甘，性寒，能润肺降火，治咳嗽，涤痰结，消痈肿疮毒。浙贝母味苦，性寒，能润肺止咳，清化热痰，开郁散结，消痈肿疮毒。二药伍用，清热化痰、消痈解毒力强。

**30. 地龙、僵蚕、射干**

**主治：** 风痰阻滞，寒邪化热，肺气失宣之上呼吸道感染、急慢性咽炎、气管炎，症见咽痒、咳嗽、咳痰不利等。

**常用量：** 地龙6～10g，僵蚕6～10g，射干6～10g。

**功能：** 射干味苦，性寒，归肺经，能降逆行痰，清热解毒。地龙能清热降气平喘。僵蚕能祛风解痉，利咽消痰。三药伍用，清热祛风化痰、利咽止咳力强。

### 31. 冬瓜子、薏苡仁

**主治：**肺热痰盛之痰多色黄黏稠，痰湿难咳诸证。

**常用量：**冬瓜子10～20g，薏苡仁10～30g。

**功能：**冬瓜子性寒质滑，上能清肺、化消痰热，下能导大肠秽垢。薏苡仁甘淡胜湿，微寒清热，善升能降，上能清肺家之痰热，下能理肠胃之湿浊。二药伍用，清热化痰力强。

## 附：常用于治疗热痰、燥痰且组方简单的药方

### 1. 白及枇杷丸（《证治准绳》）

**主治：**肺阴不足之干咳咯血之证。

**常用量：**白及3～10g（研末，每次1.5～3g），枇杷叶6～10g，藕节10～15g，阿胶5～10g（烊化），生地黄10～15g。

**功能：**白及味苦、甘、涩，性微寒，归肺、肝、胃经，能收敛止血，消肿生肌。枇杷叶味苦，性微寒，归肺、胃经，能清肺止咳，降逆止呕，偏于润肺化痰而止咳。藕节味甘、涩，性平，归肝、肺、胃经，能收敛止血化瘀。阿胶味甘，性平，归肺、肝、肾经，能补血止血，滋阴润肺。生地黄味甘，性寒，归心、肝、肾经，本品气薄味厚，能养阴清热润肺，养血润燥，凉血止血，清热生津止渴。五药伍用，滋阴润肺、止咳止血力强。

### 2. 咳血方（《丹溪心法》）

**主治：**肝火灼肺之咳嗽，痰中带血，心烦口渴，小便黄赤，大便秘结诸证。

**常用量：**青黛3～6g（布包煎服），瓜蒌子10～15g（打碎煎服），诃子10～15g，海浮石6～10g（打碎煎服），栀子4.5～10g。

**功能：**栀子味苦，性寒，归心、肝、肺、胃、三焦经，生用泻火，炒黑止血，姜汁炒止烦呕，能清三焦之火而除烦，清肝明目，清热解毒，清利湿热，清热泻火，凉血止血。青黛和栀子能泻肝凉心，清肺凉血。瓜蒌子味甘、苦，性寒，归肺、胃、大肠经，能润肺涤痰，滑肠通便，通乳消痈。诃子味苦、酸、涩，性平，归肺、大肠经，生用能敛肺下气消瘀、降火利咽喉，煨用能涩敛大肠、止泻固精。诃子伍五味子、乌梅则收敛，伍陈皮、厚朴则下气。海浮石味咸，性寒，归肺经，能清肺化痰，敛肺止咳，软坚散结。五药伍用，清热凉血、止血止咳力强。

3. 琼玉膏（《医方集解》）

**主治：**诸虚百损之虚劳干咳、潮热盗汗等，又能养颜。

**常用量：**生地黄6～10g，人参3～6g，茯苓6～10g，白蜜适量。

**功能：**生地黄味甘，性寒，归心、肝、肾经，本品气薄味厚，能滋阴清热，养血润燥，凉血止血，生津止渴。人参味甘、微苦，性微温，归脾、肺、心、肾经，能大补元气，补肺益脾，生津止咳，益心宁神益智，疗失眠。茯苓味甘、淡，性平，归心、肺、脾、肾经，能扶正祛邪，益心脾，利水湿，补而不峻，利而不猛，为健脾渗湿要药，还能宁心安神，但以利水渗湿为主。白蜜能补脾和胃。四药伍用，补益气血、健脾和胃力强。

## 二、顽痰

### 1. 黛蛤散、海浮石

**主治：**痰火郁结之胸胁疼痛、咳嗽气喘、支气管扩张。

**常用量：**黛蛤散10～15g（布包煎服），海浮石10～12g（打碎煎服）。

**功能：**黛蛤散为中成药，由煅蛤壳和青黛组成。取煅蛤壳180g、青黛18g，共研细末，每服10～15g，可清泻肝肺郁热，化痰止咳，凉血止血。海浮石味咸，性寒，能清肺化痰，软坚散结，消石通淋。二药伍用，清肺热、泻肝火、化顽痰、止咳、止血力增。

### 2. 胆南星、旋覆花

**主治：**痰湿壅滞、痰窜经络之咳嗽、胸膈胀闷、气逆痰喘、肢体麻木等症。

**常用量：**胆南星3～6g，旋覆花4.5～6g（布包煎服）。

**功能：**胆南星味苦，性凉，善清化热痰，祛风镇惊解痉。旋覆花苦咸清热，辛温走散，能消痰行水，降气止呕，宣肺平喘。胆南星偏清，旋覆花偏宣，二药伍用，一清一宣，宣燥和化，息风祛痰宁嗽力强。

### 3. 牛蒡子、山药、前胡

**主治：**风热表邪初解，肺气尚未全肃之咳嗽。

**常用量：**牛蒡子10g，山药15g，前胡10g。

**功能：**牛蒡子味辛、苦，性寒，归肺、胃经，能疏散风热，祛痰止咳，清热解毒，可透发，又可清泄，但透发力弱，无发汗作用，清泻热毒力强。山药味甘，性平，归脾、肺经，色白入肺，味甘归脾，能补脾胃，益肺肾，益肺气，养肺阴，宁嗽定喘，补而不滞，补脾气而益胃阴。前胡味苦、辛，性微寒，归肺经，辛散苦降，稍有疏风之力，长于降气化痰，适用于清肃之令不行。三药伍用，疏风清透、肃肺化痰、调益脾肾力强。

## 三、稀痰、湿痰

### 1. 半夏曲、旋覆花

**主治：**①渗出性胸膜炎、痰饮为患之支饮，症见胸闷气短、咳逆倚息不能平卧、外形如肿，或兼见头晕目眩、面色黧黑、心下痞坚等；②痰湿壅滞之咳嗽气逆，症见咳吐稀痰而吐之不易。

**常用量：**半夏曲6～10g，旋覆花4.5～6g。（均需布包煎服）

**功能：**半夏曲为半夏加面粉、姜汁等制成的曲剂，味苦、辛，性平，可燥湿化痰、健脾和胃。旋覆花能消痰行水，降逆止呕，宣肺平喘。二药伍用，一燥一宣，和胃降逆，祛稀痰止咳嗽效强。常与冬瓜子、青橘叶、葶苈子、大枣伍用，治疗咳吐稀痰诸证和渗出性胸膜炎诸证效增。

### 2. 炙枇杷叶、法半夏

**主治：**咳嗽气喘，日久不愈，仍吐稀痰。

**常用量：**炙枇杷叶6～10g，法半夏6～10g。

**功能：**法半夏味辛，性温，归脾、胃、肺经，本品体滑性燥，能走能散，能燥能润，能燥湿化痰、降逆止呕、散结消痞、燥湿和胃以通阴阳。枇杷叶味苦，性微寒，归肺、胃经，能清肺止咳，降逆止呕。法半夏偏于燥湿化痰而止咳，枇杷叶偏于润肺化痰而止咳。二药伍用，燥润制约，祛稀痰止咳嗽力强。

### 3. 橘红、橘络

**主治：**咳嗽痰多，咳吐白痰，伴有痰滞经络之胸闷、胸胁作痛。

**常用量：**橘红3～6g，橘络3～6g。

**功能：**橘红味苦、辛，性温，本品药性燥烈，能燥湿化痰，理气健脾，发表。橘络味甘、苦，性平，归肝、肺经，能行气化痰，通络止痛。橘红善走肌表，以下气消食为主；橘络善走经络，以顺气活血、通络止痛为主。二药伍用，理气宽胸、下气化痰、通络止痛力强。

### 4. 紫菀、橘红

**主治：**①内伤咳嗽、外感咳嗽，寒嗽、热咳均可使用，尤宜用于虚痨（类似肺结核）和稀痰、湿痰之咳嗽；②气机不调，痰阻胸膈之胸闷不舒、咳嗽吐痰等症。

**常用量：**紫菀6～10g，橘红4.5～6g。

**功能：**紫菀味苦、辛，性温，归肺经，本品性温不热，质润不燥，色紫入血，行于上能润肺下气、化痰止咳、泻肺热而止血，入于下能化气而利小便，还能定惊悸息风。橘红味苦、辛，性温，本品药性燥烈，能燥湿化痰，理气健脾，发表。橘红偏燥湿化痰，紫菀偏润肺祛痰。二药伍用，化痰止咳力增。

5. 白前、前胡

**主治：**肺气不宣，肺气上逆之咳嗽（上呼吸道感染）初起见咳痰不爽、咽痒、胸闷、气促等症。

**常用量：**白前6～10g，前胡6～10g。

**功能：**白前味辛、苦，性微温，归肺经，善清肺降气，祛痰止咳，用于久咳不愈更宜。前胡味苦、辛，性微寒，归肺经，为疏散风热、祛痰止咳要药，善宣散风热，降气消痰，对新感咳嗽效佳。白前偏降气，前胡偏宣肺，二药伍用，祛痰止咳力增，对新感或年久咳嗽效均佳。

6. 白前、百部

**主治：**感冒数日，咽已不痒，但气仍上逆之久咳不已，胸闷气短及肺痨（肺结核）咳嗽。

**常用量：**白前6～10g，百部6～10g。

**功能：**白前味辛、苦，性微温，归肺经，善清肺降气，祛痰止咳，用于久咳不愈更宜。百部味甘、苦，性微温，归肺经，善润肺止咳，对寒热新旧咳嗽均宜，还能灭虱杀虫。白前偏降，百部偏润，二药伍用，润降相合，祛痰止咳效增。

7. 法半夏、陈皮

**主治：**脾胃不和，痰湿内停，壅滞络道，气机不畅之稀痰、湿痰咳嗽，胸膈满闷，咳嗽痰多。

**常用量：**法半夏6～10g，陈皮6～10g。

**功能：**法半夏味辛，性温，归脾、胃、肺经，体滑性燥，能走能散，能燥能润，能燥湿化痰，降逆止呕，散结消痞，燥湿和胃以通阴阳。陈皮味辛、苦，性温，归脾、肺经，能理气健脾，调中快膈，健脾燥湿，导滞化痰，止咳化痰，和胃止呕。二药伍用，可令脾健、湿去、痰化、气通，恶心呕吐和咳嗽自除。

**8. 法半夏、浙贝母（半贝丸）**

**主治：**痰多清稀之脾肺虚寒咳嗽。

**常用量：**法半夏6～10g，浙贝母6～10g。

**功能：**法半夏味辛，性温，归脾、胃、肺经，体滑性燥，能走能散，能燥能润，能燥湿化痰、降逆止呕、散结消痞、燥湿和胃以通阴阳。浙贝母味苦，性寒，功能与川贝母差不多，但辛散、清热之力大于川贝母，适用于外感咳嗽。本品还可散郁清热、清痰散结，还有轻度润肠通便作用。二药伍用，祛稀痰力强。

**9. 半夏、生南星、天麻（玉壶丸）**

**主治：**风痰吐逆，头痛目眩，咳嗽痰盛，呕吐涎沫诸证。

**常用量：**半夏6～10g（先煎），生南星3～5g（多用胆南星代替），天麻6～15g。

**功能：**半夏能燥湿化痰，降逆止呕。生南星能祛风化痰。天麻能平肝潜阳。三药伍用，祛风化痰、降逆止呕力强。

**10. 法半夏、茯苓**

**主治：**脾虚不运，湿痰为患之咳嗽痰多、胸膈满闷、恶心呕吐、头眩、心悸诸证。

**常用量：**法半夏15g，茯苓30g。

**功能：**法半夏味辛，性温，能燥湿祛痰。茯苓味甘、淡，性平，能健脾淡渗利湿。二药伍用，去湿化痰力强。

## 四、久咳

### 1. 炙麻黄、罂粟壳

**主治：**久咳。

**常用量：**炙麻黄1.5～6g，罂粟壳3～6g。

**功能：**麻黄味辛、微苦，性温，归肺、膀胱经，本品中空，长于升散，能宣肺平喘，利水消肿，发汗解表，散风止痒，散邪透疹，温散寒邪。罂粟壳味酸、涩，性平，有毒，归肺、大肠、肾经，能敛肺止咳，涩肠止泻，止痛。麻黄偏宣开，罂粟壳偏敛合，二药伍用，相互制约，相互为用，止咳平喘力强。

### 2. 人参、三七

**主治：**①虚劳咳嗽及老年体弱咳嗽经久不愈者；②冠心病心绞痛诸证；③各种出血性疾病，如吐血、鼻衄、尿血、便血及妇女之崩漏下血等。

**常用量：**人参3～6g，三七6g。二药共研细末，分10包，早晚各服1包，开水送服。

**功能：**人参味甘、微苦，性微温，归脾、肺、心、肾经，能大补元气，补肺益脾，生津止咳，益心宁神益智，疗失眠。三七味甘、微苦，性温，归肝、胃经，本品专走血分，能化瘀，祛瘀止血，行瘀止痛，消肿块。人参偏补，三七偏散，二药伍用，相互制约，益气活血、散瘀定痛、止血止咳力增。

3. 阿胶、紫菀

**主治：**肺虚久咳之咯血。

**常用量：**阿胶6~10g（烊化），紫菀6~10g。

**功能：**阿胶味甘，性平，归肺、肝、肾经，为补血上品，可补肝血，滋肾水，润肺燥，凝固血络，补血止血，补络止血，滋阴润肺，养阴息风，可治阴虚火旺之心悸失眠。紫菀味苦、辛，性温，归肺经，本品性温不热，质润不燥，色紫入血，行于上能润肺下气、化痰止咳、泻肺热而止血，入于下能化气而利小便，还能定惊悸息风。二药伍用，育阴润燥、祛痰止咳、补血止血力增。

4. 细辛、杜衡（南细辛）

**主治：**久咳伴过敏性鼻炎或慢性鼻炎，咳嗽与鼻塞兼见，鼻腔分泌物流经咽喉致慢性咽喉炎且久治不愈。

**常用量：**细辛1~3g，杜衡1.5~3g。

**功能：**杜衡味辛，性温，能祛风散寒，消痰行水，活血止痛，平喘。细辛味辛，性温，归心、肺、肾经，本品味辛而厚，气温而烈，上行入肺可发散在表之风寒，下行走肾可散肾经之风寒，能祛风通络止痛，温肺化饮，镇咳祛痰。二药伍用，鼻咽同治，祛风散寒、宣通鼻窍力强。

5. 柴胡、前胡

**主治：**肝木郁滞而致气血流通受阻，津液输布失常，痰液凝聚，肺失宣肃之久咳。

**常用量：**柴胡6～10g，前胡6～10g。

**功能：**柴胡味苦、辛，性微寒，归肝、胆、肺经，本品味薄气升，善透表泻热，疏肝解郁，宣畅气血，散结调经。前胡味苦、辛，性微寒，归肺经，为疏散风热、祛痰止咳要药，善宣散风热，降气消痰，对新感咳嗽效佳，能宣肺化痰，润肺以防柴胡燥烈伤津。二药伍用，疏散宣降、化痰解郁止咳力强。

**6. 川楝子、炒延胡索（金铃子散）**

**主治：**肝气郁结之久咳。

**常用量：**川楝子6～10g，炒延胡索6～10g。

**功能：**川楝子味苦，性寒，有小毒，归肝、小肠、膀胱经，能疏肝泻热，解郁止痛，杀虫，行气分之热而止痛。延胡索味辛、苦，性温，归肝、脾经，本品辛散温通，既入血分，又入气分，能行血中之气，又能行气中之血，能活血散瘀，理气止痛。二药伍用，清热除湿、行气活血、理气止痛、止咳力强。

**7. 赤芍、白芍**

**主治：**①气机不利，气郁血瘀，津失输布之久咳；②血分有热，低热久久不退；③阴虚津亏，口干舌燥，目赤而痛，余热未清；④胸胁疼痛，腹痛坚积诸证；⑤妇女月经不调，经闭；⑥营卫不和，气血不调，络道不畅，肢体疼痛。

**常用量：**赤芍6～10g，白芍6～10g。

**功能：**赤芍味苦，性微寒，归肝经，能凉血散瘀，清热退热，又能活血化瘀，消肿止痛。白芍味苦、酸，性微寒，归肝、脾经，能养血敛阴，平抑肝阳，柔肝止痛。赤芍散而不补，白芍补而不泻。二药伍用，一散一敛，一补一泻，清热退热、养血敛阴、散瘀止痛、止咳力强。

#### 8. 川芎、石菖蒲

**主治：**血虚气寒、痰瘀互结之久咳。

**常用量：**川芎6～10g，石菖蒲6～10g。

**功能：**川芎味辛，性温，归肝、胆、心包经，本品辛温香窜，走而不守，能上行头顶，下达血海，外彻皮毛，旁通四肢，为血中气药，能活血行气，祛风止痛，以行气为主。石菖蒲味辛、苦，性温，归心、胃经，为宣气通窍之佳品，能芳香化湿，醒脾健胃，化浊祛痰，开窍宁神。二药伍用，降气化痰、活血止咳力强。

#### 9. 蛤壳、枳壳

**主治：**痰浊壅肺，气痰交阻之久病咳喘，胸膈痞闷，咳痰黏稠。

**常用量：**蛤壳30～90g（打碎先煎），枳壳6～10g。

**功能：**蛤壳味苦、咸，性寒，归肺、肾、胃经，能清热化痰，软坚散结，制酸止痛，专于化稠痰，能开痰气胶结。枳壳味辛、苦、酸，性微寒，归脾、胃经，行于气分，善行气消胀，宽胸快膈，苦降下行，专于平气。二药伍用，蛤壳可将稠痰稀化，而兼分利之功，枳壳可开痰气胶结，共致气机通畅。

#### 10. 山豆根、乌梅

**主治：**风热或阴虚津亏之慢性咽炎，或咳嗽日久，或有咽部异物感。

**常用量：**山豆根6～12g，乌梅6～10g。

**功能：**山豆根味苦，性寒，有毒，归肺、胃经，本品大苦大寒，能清热解毒，消肿止痛，清利咽喉，为治咽要药。乌梅味酸、涩，性平，归肝、脾、肺、大肠经，为清凉收涩之品，能敛肺涩肠，和胃生津，止咳，止泻，止血，止渴，抗过敏。二药伍用，清利咽喉止痛力强。

**11. 薄荷、乌梅**

**主治：**风热或阴虚津亏之急慢性咽炎或咳嗽日久，或有咽部异物感。

**常用量：**薄荷5～10g（后下），乌梅6～10g。

**功能：**薄荷味辛，性凉，归肺、肝经，能祛风清热，清利咽喉，散邪透疹，祛风止痒，疏肝解郁，善于清利咽喉。乌梅味酸、涩，性平，归肝、脾、肺、大肠经，为清凉收涩之品，能敛肺涩肠，和胃生津，止咳，止泻，止血，止渴，抗过敏。二药伍用，清利咽喉止痛力强。

**12. 紫菀、款冬花**

**主治：**顽咳久嗽（不论寒热）。

**常用量：**紫菀6～10g，款冬花6～10g。

**功能：**紫菀味苦、辛，性温，归肺经，本品性温不热，质润不燥，色紫入血，行于上能润肺下气、化痰止咳、泻肺热而止血，入于下能化气而利小便，还能定惊悸息风。款冬花味苦主降，气香主散，能润肺化痰止咳。二药伍用，功能相似，润肺化痰止咳力强。

### 13. 射干、蝉蜕

**主治：**感受热毒致自觉咽痒不适、刺激性咳嗽且久咳不愈者。

**常用量：**射干6～10g，蝉蜕3～6g。

**功能：**射干味苦，性寒，以降气为主，归肺经，能清热泻火解毒，散血消肿，祛痰利咽，长于化痰散结气，又能降火。蝉蜕味甘，性寒，能宣肺利窍，升散增音，疏风散热，清热透疹，又能清肝经风热，祛风解痉，镇静安神，轻清升散，散风热，利咽喉。二药伍用，清热化痰利咽、解痉止咳力强。

### 14. 当归、白芍

**主治：**①血虚肝旺之久咳阵咳，夜间为甚，不能成寐；②目珠胀痛。

**常用量：**当归3～10g，白芍6～30g。

**功能：**当归味甘、辛，性温，归心、肝、脾经，为血中气药，既补血又养血，还能活血柔肝止痛，质润多油，善养血润燥，滑肠通便，治咳喘。白芍味苦、酸，性微寒，归肝、脾经，能养血敛阴，平抑肝阳，柔肝止痛。二药伍用，养血柔肝、缓痉止咳力强。

### 15. 荆芥、防风（荆防散）

**主治：**①四时感冒（风寒），发热恶寒，无汗，鼻塞，声重，头身疼痛；②风疹（类似荨麻疹）之皮肤瘙痒；③疮疡初起兼见表证；④便血，月经过多，泄泻，痢疾。

**常用量：**荆芥6～10g，防风6～10g。

**功能**：荆芥味辛，性微温，归肺、肝经，偏于发散上焦风寒，生用能发汗祛风解表，透发麻疹，炒用能入血分，发散血分郁热，止血祛风。防风味辛、甘，性微温，归膀胱、肝、脾经，为祛风圣药，风药之润剂，风热、风寒感冒俱能治，也能祛风湿止痛，炒用能止血。二药伍用，并走于上，发散风寒、祛风胜湿力强。

**16. 麦冬、天冬（《张氏医通》二冬膏）**

**主治**：①糖尿病之上中消；②阴虚发热，津少口干，口渴，干咳少痰，心烦不安；③热伤肺络，血不循经之咳血；④慢性气管炎之肺燥阴虚（宜常服）。

**常用量**：麦冬10～15g，天冬10～15g。

**功能**：麦冬味甘、微苦，性微寒，归心、肺、胃经，能养阴润肺，化痰止咳，养胃阴，生津液，润肠燥，清心除烦。天冬味甘、苦，性寒，归肺、肾经，能滋阴润燥，清肺泻火，化痰止咳，滋肾阴，退虚热。二药伍用，滋阴润燥，清肺、心、胃、肾之虚热，畅利三焦之力强。

**17. 当归、侧柏叶**

**主治**：咳嗽日久不愈。

**常用量**：当归10～15g，侧柏叶10～15g。

**功能**：当归为血中圣药，能活血、通络、和血、补血，“主咳逆上气”。侧柏叶味苦、涩，性寒，归肺、肝、脾经，能敛肺止咳，《本草备要》谓其“能补肺”。二药伍用，一寒一温，一敛一行，故而化瘀敛肺、降逆止咳力强。

18. 胆南星、浙贝母

**主治：**慢性咳嗽。

**常用量：**胆南星6～10g，浙贝母6～10g。

**功能：**胆南星味苦、微辛，性凉，归肺、肝、脾经，可祛风止痉，化痰散结。浙贝母味苦，性寒，归肺、心经，能清热化痰，降气止咳，散结消肿。二药伍用，可促进痰液排出，又可止咳，化痰止咳力强。

19. 人参、蛤蚧、三七

**主治：**老年人及体虚之人之虚劳咳嗽。

**常用量：**人参30g，蛤蚧4对，三七30g，共研细末，每天服用2次，每次1g。感冒停服。

**功能：**人参味甘、微苦，性微温，能补益脾肺。蛤蚧能补益肺肾。三七能活血益气。三药伍用，补脾益肺肾、益气活血、纳气平喘力强。

20. 青皮、陈皮

**主治：**①脾虚湿困，肝郁脾虚之久咳；②肋间神经痛、急慢性肝炎、肝硬化、胸膜炎、乳腺炎等表现为肝郁气滞，胃气不和之两胁胀痛，胸腹满闷，胃脘胀痛。

**常用量：**青皮5～6g（多以炭入药），陈皮6～10g。

**功能：**青皮味苦、辛，性温，归肝、胆、胃经，偏于疏肝胆气分，能疏肝和胃，消积化滞，沉降下行，行气止痛，消痈散结。陈皮味辛、苦，性温，归脾、肺经，偏理脾肺气分，长于行气健胃，能行气健脾，调中快膈，燥湿化痰，止咳平喘，和胃止呕。二药伍用，青皮行气于左，陈皮理气于右，左升右降，升降调和，疏肝和胃、理气止痛、调中快膈之力强。

## 五、咳嗽兼喘

### 1. 炙麻黄、苦杏仁

**主治：**外感咳嗽，气喘诸证（咳嗽胸满，痰吐稀白），突发耳聋、耳鸣（肺气不宣，耳咽管堵塞）及肺气不宣之癃闭、水肿、中风偏枯诸证。

**常用量：**炙麻黄6～10g，苦杏仁6～10g。

**功能：**麻黄味辛、微苦，性温，中空而浮，长于辛散，能宣通肺气，止咳定喘。苦杏仁味苦，性微温，色白入肺，能降气止咳。二药伍用，宣降合法，肺气通调，止咳平喘力增。

### 2. 香附、五灵脂、牵牛子（祝氏脱敏煎）

**主治：**支气管哮喘，皮肤过敏诸证。

**常用量：**香附6～10g，五灵脂6～10g（布包煎服），牵牛子3～10g（或用冬瓜子代替，用量6～10g）。

**功能：**香附味辛、微苦、微甘，性平，能上行胸膈，外达皮肤，为行气开郁要品，能疏肝理气，行气止痛，顺气逐痰。五灵脂味苦、辛，性温，归肝经，气味俱厚，主走血分，能行气活血。牵牛子味苦，性寒，有毒，归肺、肾、大肠经，能下气行水，消痰涤饮。三药合用，能顺气行水，消痰逐饮，活血散瘀，脱敏平喘效增。（牵牛子可用冬瓜子代：冬瓜子味甘，性凉，归肺、大肠、小肠经，能清肺化痰，利湿排脓，润肠缓泻，去面黑，润肌肤。）

### 3. 苦杏仁、葶苈子

**主治：**哮喘，急慢性支气管炎。

**常用量：**苦杏仁6~10g，葶苈子6~10g。

**功能：**苦杏仁味苦，性微温，色白入肺，其质润，温而不燥，能降气止咳平喘，润肠通便，以宣肺平喘为主。葶苈子苦温沉降，辛散开壅，以泻肺平喘为主。二药伍用，一宣一泻，气机通畅，哮喘则平。

### 4. 地龙、桃仁

**主治：**内有瘀热之咳喘日久不愈。

**常用量：**地龙10g，桃仁10g。

**功能：**地龙味咸，性寒，归肝、脾、膀胱经，能清热、镇痉、活络、利尿。桃仁味苦、甘，性平，能活血润肺止咳。二药伍用，化瘀通络、清热止喘力强。

### 5. 法半夏、川贝母

**主治：**支气管炎、支气管哮喘、支气管扩张等病之咳嗽。

**常用量：**法半夏6~10g，川贝母6~10g。

**功能：**法半夏味辛，性温，性燥能祛湿痰，能入太阴肺经，燥湿化痰以止咳。川贝母味苦、甘，性微寒，性润而能化燥痰，能入太阴肺经，润燥化痰止咳。二药伍用，一燥一润，标本双治，相反相成，止咳化痰力强。

### 6. 地龙、海螵蛸（海龙）

**主治：**无论寒热之咳嗽兼见气喘之症。

**常用量：** 地龙6～10g，海螵蛸10～20g。

**功能：** 地龙味咸，性寒，能清热、解痉、平喘。海螵蛸味咸、涩，性温，能固精止带，收敛止血，制酸止痛，其味涩质重，敛肺力强。二药伍用，寒热兼施，祛风止咳，敛肺定喘力强。

### 7. 炙麻黄、甘草

**主治：** 咳喘。

**常用量：** 炙麻黄3～6g，甘草3～6g。

**功能：** 麻黄辛温性烈，开腠发汗力极强，配用甘草可防发汗太过伤及正气；麻黄可加快心率，配甘草可抑制这种不良反应，使之更好地发挥止咳作用。

### 8. 紫苏子、葶苈子

**主治：** 咳喘。

**常用量：** 紫苏子6～10g，葶苈子6～10g。

**功能：** 葶苈子苦降泻实邪，可治痰饮气闭。紫苏子能温润下气消痰。二药伍用，寒温同用，降痰饮、止咳平喘力强。便溏者不宜用，便干者可加莱菔子，以加强降气定喘的作用。

### 9. 葶苈子、车前子

**主治：** 痰热咳喘。

**常用量：** 葶苈子6～10g，车前子6～10g（布包煎服）。

**功能：** 葶苈子味辛、苦，性大寒，专泄肺气之闭塞。车前子味甘，性寒，能利水祛湿，祛热痰止咳。二药伍用，一治肺于上，一治肾在下，使肺开则水自通调，气降则咳喘自平，水行则气自畅，泻肺行水、降逆定喘力强。

**10. 紫苏叶、紫苏子**

**主治：**风寒咳喘。

**常用量：**紫苏叶6～10g，紫苏子6～10g。

**功能：**二药均味辛，性温，质重主降，能降气定喘，皆归肺经，润宣两宜。二药伍用，降气消痰、止咳平喘力强。

**11. 乌药、厚朴、苦杏仁**

**主治：**痰湿阻肺偏实证之咳喘。

**常用量：**乌药6～10g，厚朴6～10g，苦杏仁6～10g。

**功能：**乌药用治咳喘，与厚朴、苦杏仁合用，确能提高降逆平喘之功。

**12. 炙麻黄、车前子**

**主治：**恶风寒，头面四肢水肿，咳嗽痰多，胸闷气喘。

**常用量：**炙麻黄3～6g，车前子6～10g（布包煎服）。

**功能：**二药均能利水。车前子诸水皆可用；麻黄能宣肺平喘，利水以治风水为其长。车前子又可化痰，麻黄宣肺平喘力优。二药伍用，化痰平喘力强。

# 参考文献

[1] 龚胜兰，曹义，李晓欧，等. 难治性慢性咳嗽的非药物治疗[J]. 中华结核和呼吸杂志，2023，46（4）：430-436.

[2] 魏文海，李兴芳，赵琼，等. 中医药治疗咳嗽的研究进展[J]. 实用中医内科杂志，2022，36（11）：11-15.

[3] 张丽秀，刘铁军，杨海淼，等. 感冒后咳嗽中医病因病机研究[J]. 吉林中医药，2021，41（1）：130-134.

[4] 方药中，邓铁涛，李克光，等. 实用中医内科学[M]. 上海：上海科学技术出版社，1984.

[5] 中华医学会呼吸病学分会哮喘学组. 咳嗽的诊断与治疗指南（2021）[J]. 中华结核和呼吸杂志，2022，45（1）：13-46.

[6] 周琼，骆天炯. 感染后咳嗽发病机制的研究进展[J]. 中华肺部疾病杂志（电子版），2018，11（3）：373-376.

[7] 闵存云. 补土宣肺方治疗感冒后咳嗽75例临床观察[J]. 中医杂志，2011，52（7）：572-574.

[8] 吉华星，刘恩顺. 基于古代及现代文献谈中医对急性气管支气管炎之认识[J]. 亚太传统医药，2018，14（7）：76-78.

[9] 葛均波，徐永健，王辰. 内科学[M]. 9版. 北京：人民卫生出版社，2018.

[10] 陈志强，杨文明. 中西医结合内科[M]. 北京：中国中医药出版社，2021.

[11] 贺煜竣，宋伯骐，杨凌毓，等.《针灸大成》对咳嗽的论述及临床意义浅析[J]. 中国中医药科技，2020，27（4）：669-671.

[12] 孙婧怡，马礼兵. 咳嗽变异性哮喘的发病机制及研究进展[J]. 实用医学杂志，2018，34（16）：2803-2806.

[13] 罗社文，李金宪，韩春生. 咳嗽变异性哮喘的中医药研究近况[J]. 北京中医，2003，22（1）：52-55.

[14] 罗社文，李友林，晁恩祥. 咳嗽变异性哮喘中医证型的初步探讨[J]. 中华中医药杂志，2007，22（10）：708-710.

[15] 王健民，杜月英. 谈咳嗽变异性哮喘的辨病与辨证[J]. 浙江中医学院学报，2000，24（4）：41-42.

[16] 康年松，马伟明，陈笑腾，等. 蝉蜕合剂加减治疗咳嗽变异性哮喘临床疗效观察[J]. 浙江中西医结合杂志，2017，27（2）：123-125.

[17] 冯晓纯，段晓征，孙丽平，等. 中医儿科临床诊疗指南・小儿咳嗽变异性哮喘（制订）[J]. 中医儿科杂志，2016，12（5）：1-4.

[18] 赵永祥. 顾氏验方治疗咳嗽变异性哮喘[J]. 新中医，2004，36（3）：40.

[19] 许飞. 外治方2则在儿童咳嗽变异性哮喘护理中的应用研究[J]. 中国医药指南，2017，15（21）：223.

[20] 张拯，张华伟，蒋灵鸽，等. 邵瑛教授调节岭南小儿咳嗽

变异性哮喘缓解期体质经验介绍[J]. 中医药导报，2017，23（20）：48-50.
[21] 朱毅，赵稼萤. 咳嗽变异性哮喘经方治疗研究进展[J]. 贵州中医药大学学报，2023，45（2）：86-90，94.
[22] 张静. 刘公望教授治疗咳嗽变异性哮喘经验介绍[J]. 中国中医急症，2009，18（11）：18-29.
[23] 周仲瑛，蔡淦. 中医内科学[M]. 2版. 北京：人民卫生出版社，2008.
[24] 孙国杰. 针灸学[M]. 2版. 北京：人民卫生出版社，2011.
[25] 闭海容. 100例老年心力衰竭患者的临床特点与护理[J]. 齐齐哈尔医学院学报，2013，34（20）：3084-3085.
[26] 刘广建，陈晓阳，陈锦海. 尿毒症患者医院获得性肺炎临床特点与易患因素分析[J]. 中华医院感染学杂志，2015，25（1）：139-141.
[27] 刘礼新，谢伟基，张益民. 尿毒症肺炎[J]. 中国血液净化，2020，19（10）：696-698.
[28] 王桂玲，胡俊霞，薛立文，等. 基于“脏腑别通”浅谈国医大师贺普仁针灸治疗咳嗽经验[J]. 中华中医药杂志，2022，37（10）：5746-5749.
[29] 虞刘达，华旭琳，蔡宛如. 中医药治疗胃食管反流性咳嗽研究进展[J]. 浙江中西医结合杂志，2022，32（7）：676-678.
[30] 赵迎盼，姚梦丹，肖梦丽，等. 胃食管反流性咳嗽诊治现状及中医药治疗优势[J]. 世界中西医结合杂志，2022，17

（5）：1051-1055.

[31] 许秋雯，张晓梅，闫宏，等. 从三焦膜系理论探讨结缔组织病相关间质性肺病的治疗[J]. 中医杂志，2023，64（3）：317-320.

[32] 余卓锦. 咽（喉）源性咳嗽的中医药研究概况[C]//中华中医药学会，世界中医药学会联合会. 中华中医药学会耳鼻喉科分会第二十五次学术年会暨世界中联耳鼻喉口腔科专业委员会第十一次学术年会论文集. [出版地不详]：[出版者不详]，2019：244.

[33] 刘建华，张琳琳，张琳婧. 喉源性咳嗽的中医诊治思路[C]//中华中医药学会，世界中医药学会联合会. 中华中医药学会耳鼻喉科分会第二十五次学术年会暨世界中联耳鼻喉口腔科专业委员会第十一次学术年会论文集. [出版地不详]：[出版者不详]，2019：257-258.

[34] 唐旭. 咽喉源性咳嗽的认识与诊治体会（摘要）[C]//中国中西医结合学会耳鼻咽喉科专业委员会. 第三届第四次全国中西医结合耳鼻咽喉科学术会论文汇编. [出版地不详]：[出版者不详]，2002：33-34.

[35] 蒋中秋. 干祖望辨治喉源性咳嗽遣方用药特点[J]. 四川中医，2013，31（6）：4-5.

[36] 刘文美，刘自兵. 《针灸大成》中肺俞穴临床应用浅析[J]. 山西中医药大学学报，2023，24（1）：90-94.

[37] 杨冬玲，韩志娟，殷倩，等. 中药泡服法治疗咽喉源性咳嗽60例的疗效观察[J]. 临床检验杂志（电子版），2017，6

（2）：379.

[38] 刘崇璟. 咽（喉）源性咳嗽的中医药研究概况[J]. 保健医学研究与实践，2014，11（3）：82-85.

[39] 罗仁，曹文富. 中医内科学[M]. 北京：科学出版社，2012.

[40] 赖克方. 慢性咳嗽[M]. 2版. 北京：人民卫生出版社，2019.

[41] 黄金昶，张巧丽，万宇翔，等. 肺癌患者咳嗽诊治体会[J]. 中医肿瘤学杂志，2021，3（3）：52-55.

[42] 陈倩琪. 针刺配合中药治疗ⅢB、Ⅳ期非小细胞肺癌的临床研究[J]. 广州中医药大学学报，2011，28（1）：25-28.

[43] 陈露，张彦华，赵晓丽，等. 督脉灸对晚期肺癌合并咳嗽患者的疗效[J]. 河南医学研究，2020，29（25）：4623-4625.

[44] 丁宇炜. 针药并用提高中晚期非小细胞肺癌患者生存质量的临床观察[J]. 甘肃中医，2011，24（1）：23-25.

[45] 陈雅，孙宏新，索丹风. 中药硬膏止咳方治疗肺癌咳嗽40例[J]. 光明中医，2013，28（9）：1847-1848.

[46] 余小玲，彭静，陈静薇，等. 砭石热敷双肺俞用于肺癌根治术后患者的疗效观察[J]. 内蒙古中医药，2015，34（4）：97-98.

[47] 何院生. 穴位贴敷治疗支气管肺癌咳喘的临床观察[J]. 中国民间疗法，2018，26（4）：19-20.

[48] 杨立峰，何晓华. 白芥子散穴位敷贴治疗肺癌晚期咳嗽一例[J]. 中华针灸电子杂志，2013，2（5）：252-253.

[49] 邹温园，王凯文，朱睿，等. 敷贴中白芥子对肺癌脾虚痰

湿型患者咳嗽临床疗效及皮肤不良反应[J]. 中华中医药杂志，2020，35（10）：5306-5309.

[50] 姜靖洁，苏羚子，刘玉，等. 中药联合穴位敷贴治疗肺癌相关性咳嗽的疗效观察[J]. 中国中医急症，2022，31（9）：1419-1422.

[51] 王志祥，石彧. 穴位埋线治疗肺癌患者咳喘的临床观察[J]. 中国医药导报，2011，8（35）：110.

[52] 姜恩顺，代金刚. 肺癌的饮食疗法[J]. 家庭中医药，2012，19（4）：32-34.

[53] 魏继珍. 肺癌咳嗽食疗方[J]. 健康生活，2008（1）：52.

[54] 李雨虹. 肺癌咳嗽食疗药膳[J]. 东方药膳，2008（7）：19.

[55] 赵传，姜鲁宁，张天然. 咳嗽性晕厥1例报道并文献复习[J]. 临床肺科杂志，2021，26（12）：1917-1919.

[56] 刘英丽. 咳嗽性晕厥病因及发病机制探究[D]. 郑州：郑州大学，2018.

[57] 王佳兴，苗青，张燕萍. 咳嗽性晕厥的临证思路与方法[J]. 新中医，2011，43（4）：123-124.

[58] 郭江水，史哲新. 从《伤寒论》厥证探讨临床感染性休克与低血容量休克的证治[J]. 天津中医药大学学报，2015，34（1）：4-6.

[59] 赵佶. 圣济总录：校点本：全2册[M]. 郑金生，汪惟刚，犬卷太一，校点. 北京：人民卫生出版社，2012.

[60] 刘敏如. 中医妇科学[M]. 北京：人民卫生出版社，2007.

[61] 叶咏菊，王津. 王津分经养胎法治疗妊娠期咳嗽[J]. 浙江中

医杂志，2012，47（10）：752.

[62] 沈又彭，等. 沈氏女科辑要笺疏[M]. 常思娟，高慧，李新民，等校注. 太原：山西科学技术出版社，2010.

[63] 陈晶晶. 基于《中华医典》研究清代医家治疗妊娠咳嗽的用药方法[D]. 长沙：湖南中医药大学，2022.

[64] 鲍相璈，梅启照. 验方新编：上册[M]. 苏礼，整理. 北京：人民卫生出版社，2007.

[65] 李瑞燕. 基于中医古籍文献的咳嗽病因病机的研究[D]. 郑州：河南中医学院，2015.

[66] 于琳琳，冯方俊. 从痰论治中风后肺部感染[J]. 湖北中医杂志，2016，38（4）：48-50.

[67] 李军，刘存勇. 健脾益气方联合针刺治疗脑卒中合并肺炎疗效观察[J]. 陕西中医，2017，38（2）：201-202.

[68] 罗开涛，杨帆，边晓东. 针刺治疗急性脑梗死后肺部感染的临床研究[J]. 上海针灸杂志，2016，35（9）：1070-1072.

[69] 傅宏义. 新编药物大全[M]. 4版. 北京：中国医药科技出版社，2017.

[70] 杨文智，高艳琴. 临床引发药源性咳嗽的药物[J]. 中国伤残医学，2013，21（10）：452-453.

[71] 李美怡，许浦生，萧鲲，等. 药源性咳嗽159例文献分析[J]. 临床合理用药杂志，2022，15（5）：1-5，9.

[72] 吕景山. 施今墨对药[M]. 北京：人民军医出版社，2010.